中医经典文库

奉时旨要

清·江涵暾　著

王觉向　点校

石冠卿　审阅

U0307938

中国中医药出版社

·北京·

图书在版编目（CIP）数据

奉时旨要/（清）江涵暾著．—2版．—北京：中国中医药出版社，2006（2025.2重印）
（中医经典文库）
ISBN 978－7－80089－177－9

Ⅰ. 奉… Ⅱ. 江… Ⅲ. 中医学临床－中国－清代 Ⅳ. R24

中国版本图书馆CIP数据核字（2006）第094649号

中国中医药出版社出版
北京经济技术开发区科创十三街31号院二区8号楼
邮政编码：100176
传真：64405721
北京盛通印刷股份有限公司印刷
各地新华书店经销
*
开本 850×1168 1/32 印张 7.375 字数 131 千字
2007年9月第2版 2025年2月第6次印刷
书 号 ISBN 978－7－80089－177－9
*
定价：28.00元
网址 www.cptcm.com

如有质量问题请与本社出版部调换

服务热线 010 64405510
购书热线 010 89535836
书店网址 csln.net/qksd/

《中医经典文库》专家指导委员会

《中医经典文库》编委会

《中医经典文库》专家顾问委员会

前　言

中华医药源远流长，中医药理论博大精深，学说纷呈，流派林立，要想真正理解、弄懂、掌握和运用她，博览、熟读历代经典医籍，深入钻研，精思敏悟是必经之路。古往今来，凡是名医大家，无不是在熟读精研古籍名著，继承前人宝贵经验的基础上，厚积薄发、由博返约而成为一代宗师的。

故此，老一辈中医药专家都在各种场合呼吁“要加强经典学习”；“经典是基础，传承是关键”。国家有关行政部门也非常重视，在《国家中长期科学和技术发展规划纲要（2006～2020）》中就明确将“中医药传承与创新”确立为中医药领域的优先主题，国家中医药管理局启动了“优秀中医临床人才研修项目”，提出了“读经典，做临床”的口号。我们推出这套《中医经典文库》，也正是为了给广大中医学子阅读中医经典提供一套系统、精良、权威，经得起时代检验的范本，以倡导研读中医经典之风气，引领中医学子读经典、用经典，为提高中医理论和临床水平打牢根基。

本套丛书具有以下特点：①书目权威：丛书书目先由全国中医各学科的学科带头人、一流专家组成的专家指导委员会论证、筛选，然后经专家顾问委员会审核、确定，均为中医各学科学术性强、实用价值高，并被历代医家推崇的代表性著作，具有很强的权威性；②版本精善：在现存版本中精选其中的最善者作为底本，让读者读到最好的版本；③校勘严谨：聘请具有深厚中医药理论功底、熟谙中医古籍文献整理的专家、学者精勘细校，最大限度地还原古籍的真实面貌，确保点校的高质量。

在丛书出版之际，我们由衷地感谢邓铁涛、朱良春、李经纬、余瀛鳌等顾问委员会的著名老中医、老专家，他们不顾年迈，热情指点，让我们真切感受到老一辈中医药工作者对中医药事业的拳拳挚爱之心；我们还要感谢专家指导委员会的各位专家和直接参与点校整理的专家，他们不辞辛苦，兢兢业业，一丝不苟，让我们充分领略到中医专家的学者风范。这些都将激励我们更加努力，不断进取，为中医药事业的发展贡献出更多无愧于时代的好作品。

中国中医药出版社

2007年1月

内 容 提 要

《奉时旨要》为清代医家江涵暾所撰。全书以阴阳五行分属，列为七卷。全书共收录了伤寒、中风、温病等六十余种疾病，以阴阳五行为纲，辑《内经》之要言，诸家之正论，并结合著者数十年的实践精华，对所收诸病的病因、病理、证候、诊治等进行了阐述，使中医理论与临床实践紧密结合。并在每一病证之后附有汤头歌诀，便于读者临床使用。为广大中医药工作者及中医爱好者提供了一部理想的参考用书。

校注说明

《奉时旨要》是清代名医江涵暾所著。成书于清道光十年（1830）。《归安县志》和《中国分省医籍考》虽有书目，但从未刊行。此书为内科专著，凡七卷。以阴阳五行分属，共五十九篇，论述诸郁、伤寒、中风等常见病六十余种。每病先引《经》文及历代医家之论述，后有江氏按语，可窥见作者学博才深、阅历丰富以及治病的独特见解。该书文词简练，观点明确，概括和反映了江氏一生的临证经验和学术思想。

江氏治病重视发病因素，尝谓："因思万病之原，无论外感内伤，悉根于郁。"故在诸郁篇按语中谓："人身一小天地，通则泰，塞则否，而天地之所以致此否者，恒旸恒雨，恒燠恒寒，咎征之来，已非一致，人之郁犹是也。故曰郁者，万病之源也"。因将诸郁分为六气之郁、七情之郁、人事失养之郁。而六气之郁又分风寒暑湿燥火等小类。各小类又根据病人的体质症状分别论治。如燥郁之症谓："由时令，亦由内涸，有脏腑之燥，有血脉之燥"；"火郁之症，有贼火，有子火。贼可驱不可留，子可养不可害。……治法宜用表、清、攻三法以驱贼，如白虎汤、升阳散火汤等，用温补法以养子，如八味丸、右归饮等”。其他诸郁亦如是层层分析，按症治疗。若不是阅历丰富，深入体察，不可能对病情了解得如此透彻深刻。江氏剖析病情如此深入，是历代医著所少见的。

江涵暾原名江秋，字岚霞，别字笔花。后改名涵暾。归安（浙江省吴兴县）人。生于乾隆二三十年间，卒于道光二十年前后时期。江氏由儒习医，中年侨居嘉禾（嘉兴县）行医，享有盛誉。嘉庆十三年（1808）中进士。同年任会同县（即今之琼海县）知县。嘉庆十八年（1813）病归，定居于苏州。著有《笔花医镜》，已刊行。另有《少怀集》、《临症简要》二书，已佚。晚年著《奉时旨要》。

该书至今已一百六十余年，尚鲜为人知，作为中医院校一名图书馆工作者，将其整理出版责无旁贷。但我不懂医，深感力所不及，故商于几位老读者，他们鼓励我自己动手，并愿全力帮助。读者原是我的良师益友，有他们的帮助，加上馆藏医籍可参考，我就有了信心，为了挖掘中医学遗产，也不负作者“利济苍生”“以广人知”的初衷，决心迎难而上。但是此书引文过多，所引《难经》、《伤寒》等文，多作“经云”，我本不知医，不能分辨此文出自何经，只得先读《素》、《灵》，再读《难经》、《伤寒》，仅此数书，通读不下数十遍，仍有“损及脾胃者不可治，吐泻是也”，“肺入火为谵妄也”等数条，未能校核。所引历代医家之论述，虽阅读了上百部医著，仍有一些未能见到原文以核对，如庞安常论痰，只在《医贯·痰论》中有引述；罗谦甫论湿温之脉，在《医通·暑湿》有记载。

此书承石冠卿教授审稿，并写了“《奉时旨要》简评”；申志均、赵国华两同志帮助我解决了很多疑难；在我走访江氏家乡时，得到嘉兴县中医院陆文彬医师和吴兴县中医院杨国治医师等的热情接待；中国中医研究院图书馆的金立同志曾给予帮助，均在此表示深切的谢意。

我既无医学基础，又缺文学素养，校注此书，虽历时数年，仍感十分粗陋，敬希批评指正。

校注者

一九九二年七月

自　序

天以阴阳五行生万物，人即禀此阴阳五行以成形质，而其间消长生克之机，此民生疾病夭札[①]之所由肇也。上古圣人知其然，即以五行分配脏腑，五行中各具一阴阳相为表里，而凡僦贷季[②]之理色脉，俞跗、岐伯、雷公之察明堂，巫彭、桐君[③]之处方、盄饵湔澣[④]，悉本乎此。然数千年来，只传《灵》、《素》十八卷，当时鸟篆[⑤]，后世简书，译其文者，讵[⑥]无阙误。即《周官》[⑦] 疾医，申九窍、九脏之义，亦只言其崖略，而未详且尽。春秋时和缓[⑧]扁鹊辈，片语具足千古，而

---

① 夭札：夭折、早死。

② 僦贷季：传说为上古医家，为岐伯之祖师。说贷季为人名，僦是使的意思。

③ 巫彭、桐君：巫彭，传说中的上古神医，详见《山海经·海内西经》。桐君：传说为黄帝时医师，曾结庐于浙江桐庐县东山桐树下，故称桐君。

④ 盄（diào）饵湔澣：盄：即铫子。煎药的一种器具。饵：药饵。湔澣：洗濯（患处），一种外科疗法。

⑤ 鸟篆：鸟形的古篆字。

⑥ 讵（jù）：同“岂”。

⑦ 《周官》：即《周礼·天官》。

⑧ 和缓：春秋时秦国名医“医和”、“医缓”。

著作无闻焉。自东汉越人[①]、张仲景出，而《内经》之旨灿然一彰。然而《金匮》诸方，太觉古奥峻厉，按诸今时之病，未能一一合辙。后人震乎其名，不敢增损一字。唯河间、东垣、丹溪、立斋、景岳、伯仁、嘉言诸人，从而推广之，或登其堂，或造其室，虽所论不免于偏，而实从《内经》分其余绪，真后学一大津梁也。噉幼习经史，旁及医经，中年游学嘉禾[②]，兼行其道，浪得虚名者十有余年。自通籍[③]后，出仕东粤[④]，每于簿书钱谷之暇，疗人疾苦。且怜海滨不究医药，因著有《医镜》[⑤]八卷付梓，以广人知。今者年老乞归，而旧日交游，频以医事过问，且竞将子弟从游[⑥]。惟近日医书汗牛充栋，择不精，语不详，难为济世根柢之学[⑦]，爰不揣谫陋，抉[⑧]《经》旨之要言，采诸贤之正论，删繁存液[⑨]，略附末议，汇成七卷，即以阴阳五行分类而

① 越人：即秦越人，这里说“东汉越人”，误。

② 嘉禾：即今浙江省嘉兴县。

③ 通籍：乃汉代制度。籍是竹片，把记有姓名、年龄、身份等的竹片挂在宫门外，经核对，符合的通报进去，才能入宫。后借指进士初及第。

④ 东粤：即广东省。

⑤ 医镜：即《笔花医镜》，初刊于清道光四年（1824年）。

⑥ 从游：即从学，跟着学习。

⑦ 济世根柢之学：指医学的基础知识。

⑧ 抉：挑选，这里指节选。

⑨ 存液：存液疑为“存济”之误。存济，安顿措置的意思，这里指编排。

属之。因思万病之原，无论外感内伤，悉根于郁。郁，阴象也，以之属阴而冠于首，次之以诸疟，取阴偶之义也。若阳症之极盛，莫大于伤寒，故专属乎阳。此外近于木者，则木属之；近于火者，则火属之；推之土属、金属、水属，莫不皆然。《易》曰："后天而奉天时"[①]，朱子[②]训为"知理"[③]。如是奉而行之，瞰非敢谓已知其理也。不过体上天好生之心，敬持其奉行之志云尔，因名其编曰《奉时旨要》。而自序其阴阳五行分类而属之意云。

时道光十年岁次庚寅季夏之月

归安江涵瞰自序

① 后天而奉天时：语出《周易·文言传第七》，原文是："先天而天弗违，后天而奉天时。"

② 朱子：即朱熹，宋代理学家。

③ 训为"知理"：见《周易本义·周易文言传第七》，原文是"先天不违，谓意之所为，默与道契，后天奉天谓知理，如是奉而行之"。

目　录

卷一　阴属

诸　郁

郁之为病，阴极之象也。《内经·六元正纪》云：五运之气，郁极乃发，待时而作，太过则暴，不及者徐，暴者为病甚，徐者为病持。治之奈何？木郁达之，火郁发之，土郁夺之，金郁泄之，水郁折之。然调其气，过者折之，以其畏也，所谓泄之。

《内经》又云：东方生风，在志为怒，怒伤肝，以悲胜之。南方生热，在志为喜，喜伤心，以恐胜之。中央生湿，在志为思，思伤脾，以怒胜之。西方生燥，在志为忧，忧伤肺，以喜胜之。北方生寒，在志为恐，恐伤肾，以思胜之。

又曰：心怵惕思虑则伤神，脾忧愁不解则伤意，肝悲哀动中则伤魂，肺喜乐无极则伤魄，肾盛怒不止则伤志，恐惧不解则伤精。忧愁恐惧则伤心，形寒饮冷则伤肺。悲哀太甚则胞络绝。五脏六腑皆摇。

《经》又云：尝贵后贱，虽不中邪，病从内生，名曰脱营。尝富后贫，名曰失精。暴怒伤阴，暴喜伤阳，厥逆上行，脉满去形。

赵养葵[①]曰：郁者抑而不通之义，《内经》五法，因五气所乘而致郁，非专言忧郁也。

景岳曰：凡人血气一有不调而致病，皆得谓之郁，亦无非五气所化耳。如木应肝胆，主风邪，郁则滞抑，故宜达。或表或里，但使经络通行，则木郁自达矣。火应心与小肠，主热邪，郁则陷伏，故宜发。或虚或实，但使气得升扬，则火郁自发矣。土应脾胃，主湿邪，郁则壅瘀，故宜夺。或上或下，但使浊秽得净，而土郁自夺矣。金应肺与大肠，主燥邪，郁则秘塞，故宜泄。或清或浊，但使气液得行，而金郁自泄矣。水应肾与膀胱，主寒邪，郁则凝溢，故宜折。或阴或阳，但使精从气化，而水郁自折矣。虽然，五法之中，各有圆通之妙，如木郁之治宜于达，若气陷，则发即达也，气壅，则夺即达也，气秘，则泄即达也，气乱，则折即达也。又火郁之治，宜于发，若元阳抑，则以达为发，脏腑结，则以夺为发，肤窍闭，则以泄为发，津液不化，则以折为发。至于夺者，挽回之谓，大实非大攻不足以荡邪，大虚亦非大补不足以夺命，是攻补皆夺也。折者，折中之谓，火实则阳亢阴虚，火虚则气不化水，是制水益火皆折也。

石顽[②]曰：丹溪制六郁之论，立越鞠丸以治郁，谓

① 赵养葵：即赵献可，字养葵，明代医学家。浙江省宁波人。《医贯》一书为他的代表作。

② 石顽：即张璐，字路玉，号石顽，又号玉父。清代医学家。

气郁则湿滞而成热，热郁则痰滞而血不行，食不化，六者相因为病。此说与《内经》之旨未合。盖东方生木，生生之气，火气即附于木中，故木郁则火郁，土郁，而金亦郁，水亦郁，五行相因，自然之理也。治木郁而诸郁皆开矣。逍遥散是也，甚者加左金丸。

郁有六气之郁，风寒暑湿燥火是也；有七情之郁，喜怒忧思悲恐惊是也；有人事失养之郁，气血痰食是也。当分治之。

论六气之郁

风郁之症，由皮毛而入。《经》云：贼风邪气，乘虚伤人，浅者止犯皮毛，深者遍传经络。其症鼻塞身重，或头痛寒热，咳嗽痰喘，失治则风郁。藏于皮肤之间，内不得通，外不得泄，善行而数变，腠理开则洒然寒，闭则热而闷，寒则衰饮食，热则消肌肉。且内舍于肺，则发咳上气。传之肝，则厥，胁痛，出食。传之脾，腹中热，烦心出黄。传之肾，为疝瘕，少腹冤热而痛。传之心，筋脉相引为瘈。其入深者，内搏于骨为痹，搏于筋为挛，搏于脉中，血闭不通为痈，搏于皮肤，卫气不行为不仁。治宜六安煎及参苏饮。若化热，局方羌活散。冬月，桂枝汤酌用。此治风郁之法也。

寒郁之症，有由外而入者，有由饮食而致者，有由内而成者，宜分治之。其由外入者，风寒之感也。初起发热恶寒，失治则外寒郁而伤形。轻者头痛身重，呕恶胀滞，筋骨痠疼，治宜香苏散、神术散、五积散等主之。重者或传经化火，或直中三阴。症状治方，具详后卷伤寒门中。其由饮食致者，生冷之伤也。初起吞酸嗳腐，失治则内寒郁而伤脾，为霍乱转筋，为泄痢，为久疟，为痞积，为厥脱。治宜温胃饮、理中汤、四逆汤加肉桂、木香之类。其由内而成者，或劳欲火竭，或禀赋阳虚，此根本之亏也。初起时眩晕倦怠，畏冷恶风，失治则虚寒郁而气血日损，为厥逆不食，气喘阳痿，脉沉濡，五更泄泻。治宜八味丸、理阴煎、理中汤、右归饮、大补元煎之属，此寒郁之治也。

暑郁之症，由口鼻而入，轻者为伤暑，重者为闭暑[①]。其烦热口渴面垢，小水不利，脉虚自汗，失治则暑郁。入心肺，为烦闷昏晕，为喘为痿；入脾胃，为泄痢，为久疟。治宜四味香薷饮，合四苓、益元散、生脉散之类，甚则人参白虎汤。暑邪弥漫三焦者，杏翘清肺饮、至宝丹。若兼风袭者，六和汤加羌活、紫苏。因贪凉及生冷受寒者，非暑病也，藿香正气散及温胃、理中等酌用，此暑郁之治也。

湿郁之症，身半以下受者居多。雨露之湿本于天，泥潮之湿本于地，酒浆水果汗液之湿本于人。初起在肌表，但发热恶寒，自汗身重，脉滑舌腻，失治则湿郁。

① 闭暑：程国彭在《医学心悟·伤暑》中云："闭暑者，内伏暑气，而外为风寒闭之也"。

入经络，为痹为痿，为筋骨四肢痠痛，腰痛不能转侧；入肌肉，为麻木，为胕肿脚气，为黄疸；入脏腑，为呕恶咳嗽，为胀满，为溺涩黄赤，为濡泻腹痛，水肿癞疝。治法宜分寒热，治湿热，宜清宜利，热去湿亦去也。用四苓、益元、大小分清饮等加芩连之属。治寒湿，宜燥宜温，非温不能燥也。用神术汤、胃苓汤、平胃散、羌活胜湿汤加姜桂之属。此湿郁之治也。

燥郁之症，由时令亦由内涸。有脏腑之燥，有血脉之燥。其症咽鼻生干，烦渴咳逆，溺少便难，手足痿弱，失治则燥郁。在肺，为咽痛，为干咳，吐血稠痰，为胸痹；在肝，为胁痛气逆，目干不明；在肠胃，为噎膈、三消、便秘、便血、腹痛；在肾，为消渴；在血脉，为风生抽掣。《易》曰："燥万物者莫熯乎火。"[①]非清火不能去燥。治用润燥汤、麦门冬汤、润肠丸、生地黄煎，火甚石膏、大黄酌用。血虚者，甘露饮、地黄丸，加当归、苁蓉、麻仁、蒌仁、牛乳、蜂蜜之类。此燥郁之治也。

火郁之症，有贼火，有子火，贼可驱而不可留，子可养而不可害。贼火由六气饮食、暖坑窑灶而得，郁之则薰灼脏腑，烦渴肌消，必至阴涸而后已。子火即命门之真阳，生生之橐龠[②]，郁之则元阳不升，谷食不化，

① 燥万物者莫熯乎火：见《周易·说卦第九》。燥万物：使万物干燥。熯（hàn 焊）：以火烘干。

② 橐龠：古时用以鼓风吹火的工具。

水火不相为用，为不食，为肾泻，为水肿阴结，虚寒症百出矣。治法宜用表、清、攻三法以驱贼，如升阳散火汤、白虎汤、黄连解毒汤、承气汤等是也。用温补法以养子，如八味丸、右归饮等是也。此火郁之治也。

论七情之郁

喜郁之症，志得意满之病也。《经》云：喜则气和志达，营卫通利，故气缓。何病之有，然或在君父尊长之前，同人失意之际，遇喜不便形容[①]，如谢安之对奕报捷，故示从容，旋折屐齿之类[②]，皆喜郁也。喜而郁，则神散而不藏，其发也狂，为喜笑不休，口流涎，目黄，皮革焦，毛悴色夭，治宜天王补心丹。若心热多笑，黄连解毒汤加半夏、姜汁、竹沥，且以恐胜之。此喜郁之治也。

怒郁之症，《经》云：血有余则怒。怒则气逆，甚则呕血及飧泄。怒而郁，则气逆上而不下，即伤肝。其症胁胀疼痛，头疼，目不明，昏冒厥逆，妇女经闭乳疾，治用越鞠丸、四磨饮、化肝煎、柴胡疏肝散之类；生痰者，二陈汤。然久郁忿忿不解，必大伤其阴，而成劳损噎膈痞结诸症，宜逍遥散、归脾汤等以调养之。更用访胜寻乐之事以散其闷，或以悲胜之。血逆者，通瘀

① 形容：表现在面容上。
② 如谢安……折屐齿：事见《晋书·谢安传》。

煎、人参清肺散酌用。此怒郁之治也。

忧郁之症，全属大虚，多因衣食之累，利害之牵，及悲忧惊恐所致。盖悲则气消，忧则气沉，必伤脾肺，惊则气乱，恐则气下，必伤肝肾。忧至于郁，此其戚戚悠悠，精气消索，已非一日。《经》云：忧愁者，气闭塞而不行。将见噎膈、劳损、便血、疮疡，虚症滋起。古人琴书[1]以消忧，出游以写忧[2]，皆良法也。治宜培养真元，用七福饮、四君、异功、六君、大补元煎等治之。此忧郁之治也。

思郁之症，惟旷女嫠妇[3]，及萤窗困厄[4]，积疑任怨者有之。《经》云：思则心有所存，神有所归，正气留而不行，故气结而伤于脾。郁之久，则上连肺胃而为喘咳，为失血，为噎膈呕吐；下连肝肾，为带浊、崩淋、不月，为劳损。初病者宜顺宜开，久病而损及中气者，宜修宜补。然以情病者，非情不解，即以怒胜思、亦暂时之计耳。俗谚云：心病还须心药医，可谓一语破的。治用逍遥散、二陈汤、六君、七福之属酌用，此思郁之治也。

悲郁之症，《经》云：心气虚则悲，悲则气消。悲而郁，则心系急，肺布叶举，而上焦不通，营卫不散，

① 琴书：弹琴、写字。
② 写：通“泻”。
③ 嫠妇：无夫之女子。旷女：成年而无夫之女子。
④ 萤窗困厄：事见《晋书·车胤传》。

热气在中，故气消。其症则心下崩，数溲血，悲痛苦恼者，心神烦热躁乱而非清净也。悲哭而五液[1]俱出者，火热亢极而反兼水化制之也。甘麦大枣汤主之。大约悲因于有所失，唯用亡羊补牢之计，使其失不足惜，则前事自忘而悲可愈。治法润肺中兼顺其气。此悲郁之治也。

恐郁之症，《经》云：肝气虚则恐。精气并于肾则恐。心怵惕思虑则伤神，神伤则恐惧自失。胆病者，心下憺憺，若人将捕之。此症本无所惊，心自动而不宁，自由元虚阴弱，心神不足而然。失治而郁，则精却，上焦闭，下焦胀，故气不行。治法：若肾伤者，宜补精髓，六味丸加枸杞、远志；若肝虚者，宜养阴血，六味丸加枣仁、龙齿；治阳明者，壮其气，四君子加木香；治心包者，镇其神，七福饮、秘旨安神丸加朱砂、琥珀、犀角；胆虚者，补胆防风汤；劳心过度，梦寐不安者，一味鹿角胶，酒溶多服。此恐郁之治也。

惊郁之症，《经》云：惊则气乱，心无所倚，神无所归，虑无所定，故气乱。恶人与火，闻木音则惕然。失治而郁，则生火生涎，涎与气搏，变生诸症。或短气自汗，异梦惊魇；或怔忡心悸，癫痫神呆，妄言妄见。大抵惊症本因内气先虚，猝闻异响，见异物，及遇险临

① 五液：指汗、涕、泪、涎、唾五种分泌物。出自《素问·宣明五气篇》。

危而惊其肝胆，则神魂失守。且惊则神出于舍而舍空，痰饮乘虚袭入，其神不得归。又肝藏魂，肝虚遇惊，则风气水饮乘虚袭入，其魂飞扬若离体状。治法：用温胆汤加炒枣仁，送下远志丸；或平补镇心丹、秘旨安神丸俱可。若气郁生痰而惊悸者，四七汤加茯神、远志、石菖蒲。至神魂不归，魂梦飞扬者，此木盛生风，木槁生火，不可概作心血虚治，先用独活汤数剂，后用珍珠母丸神效。此惊郁之治也。

论人事失养之郁

气不可以郁也。《经》云：人本于阴阳，九窍五脏十二节，皆通于天气，此寿命之本也。故肺气通于鼻，心气通于舌，肝气通于目，脾气通于口，肾气通于耳。卫气之行，一日一夜，五十周于身，昼行于阳二十五周，夜行于阴二十五周，是以平旦阴尽，阳气出于目，目张则气上行于头。正以气之为用，无所不至，一有不调则气郁矣。郁则内闭九窍，外壅肌肉，在外有六气之侵，在内有九气[①]之乱，而凡病之为虚为实、为热为寒，其变态莫可名状，治此者惟有调之一法。然自河间相传，咸谓木香、槟榔可以调气，陋矣！夫调者，调其不调之谓也。如邪气在表，散即调也；邪气在里，行即

① 九气：指怒、喜、悲、恐、寒、暑、惊、劳、思等九种引起气机紊乱的致病因素，参见《素问·举痛论》。

调也；实邪壅滞，泻即调也；虚羸困惫，补即调也。此外如按摩针熨，可以调经络之气；胜忧胜怒，可以调情志之气；谷食果畜，可以调化育之气。凡一切温清升降润燥缓峻之治，莫非调之之法，不独越鞠丸、逍遥散、神祐、承气诸方，为能治气之郁也。此气郁之治也。

血亦不可郁也。《经》云：营卫者，精气也。血者，神气也。精藏于肾，所蕴无多，血富于冲，所至皆是。盖其生化于脾，总统于心，藏受于肝，宣布于肺，施泄于肾，灌溉一身，无所不及。凡为七窍之灵，四肢之用，筋骨之和柔，肌肉之丰盛，以至滋脏腑，安神魂，润颜色，充营卫，津液得以通行，二阴得以调畅，皆血之用也。然血属阴，气属阳，阴静阳动，故血每随气而流行，一失其和，则血郁矣。凝于肤者为痹，凝于脉者为泣[①]，凝于足者为厥。壅瘀于经络，则发为痈疽；脓血郁结于肠脏，则留为血块、血癥。或乘风热则为癍、为疹，或滞阴寒则为痛、为痹，亦有留滞中焦，痛闷不散，吐出紫黑成块者。此其间宜散宜利，宜温宜通，宜消宜攻，宜和宜养，全在临症施行。俾血脉和则精神乃居。此血郁之治也。

痰郁之症，有风痰，有寒痰，有热痰，有燥痰，有湿痰，有老痰，有食积痰，皆能为郁。其症咳嗽食减面黄，目下胞黑，甚者为支饮，为流注，为瘫痪，为中

---

① 泣：通“涩”。

风，昏冒厥逆，为妄见鬼神。治法：风寒者散之，热者清之，燥者润之，湿者辛以开之。老痰食痰，非攻不去，饮成窠囊，非苍术不能倾；痰在皮里膜外，非白芥、竹沥不能达。此痰郁之治也。

食郁之症，其初不过停留，可消可化，迨郁之久，则成积矣。有食则恶食，嗳满痞塞，便秘不通，一经血裹，则为癥结、为九虫①、为食痫②、为瘦削成痨，宜用治积之法，以所恶者攻之，以所喜者诱之。如神曲、麦芽，治面食酒积者也；楂炭、乌梅、皮硝、五谷虫，治肉积者也；谷芽、陈皮、莱菔子，治米食者也；肉桂、木香，治水果者也；枳实、厚朴、槟榔、大黄，治坚硬之物者也；附、桂、干姜，治菌菇之寒毒者也；蒜头、萝卜，治熏烧之火毒者也；苍术、半夏，治水湿之成饮者也；芦荟、芜荑，治食滞之成虫者也，去其积而郁开矣。此食郁之治也。

笔花氏曰：郁之为义，有否象焉，有畜象焉。凡天之六气，人之七情，感之者，一失其畅顺之机，即病而为郁。前明刘基③谓：蓄极者泄，闷极者达，热极则风，壅极则冬④。可见郁于中者，未有不发于外。但所

---

① 九虫：出自《中藏经·积聚癥瘕杂虫第十八》。九虫为伏、蛔（蛔）、白、肉、肺、胃、赤、弱、蛲虫等。

② 食痫：病名。痫症的一种，因伤食而发的痫症。

③ 刘基：（1311—1375）字伯温。明初大臣。青田（浙江青田）人。著有《诚意伯文集》。

④ 见《诚意伯文集·郁离子·天道》。原文：“蓄极则泄，闷极则达，热极则风，壅极则通。”闷（bì 秘）：闭门。冬：误。

发之症，全视其人气血之强弱，以为吉凶祸福之判，能胜者郁解则复，不能胜者，抱郁以终矣。大约六气之郁，外邪多实，七情之郁，内伤多虚。世之治郁者，不问何因，但以郁金、香附、乌药、枳壳之类，而曰吾开其郁，此特坐井之见耳。余思人身一小天地，通则泰，塞则否，而天地之所以致此否者，恒旸恒雨，恒燠恒寒，咎徵[①]之来，已非一致，人之郁，亦犹是也。故曰：郁者，万病之源也。《易》曰："小人道长，君子道消"[②]。内阴将盛之候也。因属于阴以为卷首。

诸郁汤头

越鞠丸须香附芎，苍术山栀神曲从。

逍遥散用柴归芍，苓术陈甘煨姜薄。有方去姜加山栀。

左金丸治肝经热，黄连吴茱共为末。

六安煎用夏甘苓，白芥陈皮共杏仁。

参苏饮用木香葛，前夏苓陈甘枳桔。

局方羌活散，麻防细蔓菁，前胡芎枳菊，苓草石膏芩。

桂枝汤治太阳风，芍药桂甘姜枣同。

香苏散，用苏叶，香附甘陈姜枣啜。

神术汤用苍术，防风甘草加葱白。

---

① 咎徵：灾祸的徵兆。咎：灾祸；徵：徵兆，迹象。

② "小人道长，君子道消。"：见《周易·上经泰传第二》："内阴而外阳，内柔而外刚，内小人而外君子，小人道长，君子道消也。"

五积参苓夏，陈甘枳朴苍，麻黄归芍桂，芎芷桔干姜。

温胃饮用参术陈，扁豆干姜归草能。

理中汤用术参姜，炙草还加制附刚。

四逆汤，须冷服，附子干姜甘草足。

六味地黄汤，山山熟地黄，丹苓兼泽泻，八味附桂相。

理阴煎用炙草归，熟地干姜附肉桂。

右归熟地萸杞好，附桂杜仲山药草，气虚参术干姜找。

大补元煎参熟山，萸杞当归杜仲甘。

四味香薷用扁豆，厚朴香薷甘草凑。

四苓散用猪赤苓，泻术加桂即五苓。

益元散用朱甘滑，除却朱砂名六一。

生脉散治热伤气，人参麦冬北五味。

人参白虎汤，知石糯甘相。

杏翘清肺饮，通草贝蒌薷，豉滑栀丝竹，玄荷蔻苡芦。

至宝丹用牛黄，犀角朱砂安息香，玳瑁琥珀金银箔，龙脑雄黄共麝香。

藿香正气芷腹苓，半朴苍苏桔草陈。

大分清饮二苓通，车泽山栀枳壳从。

小分清饮用二苓，枳朴泽泻并苡仁。

胃苓汤，用五苓，再加平胃合而成。

平胃散，制苍术，炙草陈皮同厚朴。

羌活胜湿汤防风，羌独藁本蔓草芎。

润燥汤，用通幽，桃红生熟地黄俦，升麻归草磨槟汁，麻仁合共大黄投。本方去麻仁、大黄名通幽汤。

麦门冬汤桑根皮，紫菀桔梗生地宜，五味竹茹姜甘草，酌加半夏麻黄齐。石顽曰：大病后余邪酿火，蕴肺咳血，非麻黄不能开；痰凝气结，非半夏不能祛。此二味究宜慎之。

润肠丸用麻仁桃，羌归大黄皂秦艽。

生地黄煎鲜地骨，知母葳蕤萎根茯，生地麦冬生姜汁，石膏白蜜加竹沥。

甘露须天麦，生熟地黄芩，枳甘枇杷叶、石斛共茵陈。

地黄丸一名六味丸，即，前六味地黄汤。

升阳散火汤，升葛羌独防，人参柴芍药，生炙草加姜。

黄连解毒汤，芩柏山栀相。

大承气汤用芒硝，枳实大黄厚朴饶去芒硝即小承气。

天王补心丹，参苓味远玄，枣仁天麦梗，柏子地归丹。

四磨饮[①]，用沉香，乌药枳实与槟榔。

化肝煎用青陈芍，丹栀泽贝加白芥。

柴胡疏肝香附芎，枳壳陈甘赤芍从。

---

① 四磨饮：《删补名医方论》为“人参、槟榔、沉香、乌药。”《景岳全书·古方八阵》与本方同。

二陈汤半陈，甘草与茯苓。

归脾汤用四君远，芪归木香枣仁眼。

通瘀煎泻香附查，乌青归尾木红花。

人参清肺桑白皮，杏仁阿胶粟壳随，炙甘知母乌梅肉，一枣还须地骨皮。

七福饮用枣仁归，远志参甘地术为。

四君子汤中和义，参术茯苓甘草比，益以夏陈名六君，祛痰补气阳虚饵，除却半夏名异功，或加香砂胃寒使。

甘麦大枣治悲哀，甘草小麦大枣煨。

秘旨安神参枣仁，半夏当归芍茯神，橘红炙草五味子，生姜汤下镇神魂。

补胆防风参姜枣，细独前芎茯神草。

温胆汤，用二陈，枳实竹茹红枣并。

远志丸用茯神苓，菖蒲龙齿朱砂参。

平补镇心丹，苓神熟麦天，山参龙齿远，朱枣味车前。

四七汤中有茯神，远志菖蒲配二陈。

独活汤，用羌活，柴胡细辛姜草合，参苓半夏共沙参，五味枣仁乌梅肉。

珍珠母即石决明，龙齿沉香柏子仁，参苓枣仁兼熟地，朱砂犀角与归身。

神祐丸攻积，牵牛与大黄，青陈芫戟遂，轻粉共槟香。

诸　疟附三阴疟论治

《经》云：夏伤于暑，秋必痎疟。夏暑汗不出者，秋成风疟。又曰：疟之始发也，阳气并于阴，此时阳虚而阴盛，故先寒，迨阴气逆极，则复出之阳，阳与阴复并于外，则阴虚而阳实，故复热而渴。夫并于阴则阴胜，并于阳则阳胜。阴胜则寒，阳胜则热。工不能治其已发，为其气逆也。其日作者，邪气与卫气并居，卫气昼行于阳，夜行于阴，邪气得阳则外出，得阴则内薄，内外相薄，是以日作。其间日作者，邪气内薄于脏，横连募原，其道远，其气深，其行迟，不能与卫气俱行而出，故间日乃作。其间数日发者，阴气多而阳气少，则其发日远，阳气多而阴气少，则其发日近。胜复之气，会遇之时，有多少也。其作日有晏与早者，邪气客于风府，循膂而下，日下一节，故作也晏；久则其气上行，气日益高，故作日益早。

又曰：先寒而后热者曰寒疟。先热而后寒者，此先伤风而后伤寒，曰温疟。其但热而不寒者，此阴气先绝，阳气独发，少气烦冤，手足热而欲呕，曰瘅疟。

《金匮》云：瘅疟者，肺素有热，气盛于身，消烁肌肉，可用白虎意①。温疟者，脉如平人，多热少寒，

① 白虎意：白虎汤加减之意。

骨节疼，时呕，白虎加桂枝主之。牝疟者，多寒无热，此邪伏于肾，气不外行，蜀漆散主之。疟病发渴者，小柴胡去半夏，加瓜蒌、石膏。若寒多热微，或但寒不热，柴胡桂姜汤一剂如神。

《机要》曰[①]：疟有中三阳者，各显三阳经症，在太阳则汗之。（加味香苏散等）在阳明则清之下之。（白虎汤、承气汤等）在少阳则和之。（小柴胡汤及景岳诸柴胡饮）在阴经则不分三阴，总谓之湿疟，当从太阴经治。（胃苓汤加羌活柴苏）伤之浅者，在处暑前；重者，在处暑后[②]。

张玉父谓，牝疟邪伏于肾，湿疟邪伏太阴，皆但寒不热，湿则身重骨疼，胀满善呕，并宜柴胡桂姜汤。食疟则中脘生痰，外乘于风，必胀满少食作呕，宜柴陈煎加枳壳、草果。

陈无择谓，疟有外因，风寒暑湿成之；有内因，则心肝脾肺肾一有不和，则痰饮郁结，皆能为疟；有不内外因，如胃疟饥饱失度，劳疟经年不瘥，微劳不任是也，当各随症治之。

薛氏曰：日久虚疟，微热而无寒者，胃气虚也，四君子加升麻、当归。若中气下陷，补中益气加茯苓、半夏。景岳曰：若阴虚血液不充而邪不解者，病在肝肾，宜补阴益气煎，而惟休疟饮尤妙，何人饮亦佳。疟势正

---

① 《机要》：即《活法机要》，撰人不详。原题为元·朱震亨撰。
② 此段见《活法机要·疟症》。括号内文字，原文作双行小字，为本书作者按语，非《机要》中文。

炽，一二发间，不可遽截。胃弱者，勿用寒凉止截。截疟之法，小柴胡汤加常山二钱，截疟如神。血气虚者，用何人饮、休疟饮止之。气血强壮者，方可用常山饮。若胃有伏痰郁结，草果饮。

疟母系顽痰挟血食入络，而结为癥瘕，宜通其络，鳖甲煎丸，或小柴胡加鳖甲、蓬术、桃仁，俱用醋制。虚人疟母，必用补益中加鳖甲。

笔花氏曰：疟为阴，暑为阳，《内经》夏暑秋疟之说，岂有伏热而反化寒之理？皆因暑月贪凉，暑邪为风寒所袭，至秋月暑退凉生，伏气内动，其受病浅者疟亦轻，受病深者疟亦重。且邪伏何轻，即现本经之症。治法宜依伤寒六经之法调治，方为对症，非独少阳一经，用小柴胡而已也。疟发既多，汗出自透。伏邪亦必渐清，而正气为疟所扰，必无不虚，故一见唇舌淡白，即宜用六君子以养正，加归、芍、首乌、炙甲以和阴，则疟止而正自复矣。其气陷者，补中益气升提之，乌梅、生鳖甲以截之，此不易之法也。如实有大寒则加桂、附，有伏火则加芩、连，又在临机观变，不能执一。若邪未透而遽截之，邪既清而过表之，势必变剧，二者均所宜慎也。

疟症汤头

蜀漆散即常山苗，云母龙骨浆水调。

小柴胡汤赤芍芩，枣姜甘草夏人参。

柴胡桂姜汤，此治牝疟方，桂枝蒌根牡，芩芍草干姜。

加味香苏香附防，荆秦陈草蔓芎姜。

正柴胡饮防风陈，芍药姜甘六味平。

一柴胡饮陈生地，黄芩芍药甘草记。

二柴胡饮夏细辛，陈朴生姜甘草增。

三柴胡饮用柴陈，芍药归甘生姜成。

四柴胡饮用参归，柴胡生姜甘草为。

柴陈煎治伤寒嗽，姜甘苓夏消痰奏。

补中益气芪术陈，参草升麻当归身。

补阴益气参地山，升柴陈归生姜甘。

休疟饮用人参术，当归首乌甘草得。

何人饮，用陈归，首乌人参生姜煨。

常山饮，兼草果，山甲槟梅甘知母。

草果饮须芎白芷，青陈苏叶草良姜。

鳖甲煎丸参干姜，䗪虫鼠妇共蜣螂，桂枝柴芍黄芩夏，乌扇[①]丹桃朴大黄、葶苈阿胶硝石韦，紫葳瞿麦又蜂房。

白虎汤治阳明热，知母石膏糯甘得。

小承气汤无芒硝，枳实大黄厚朴饶。

胃苓汤，用五苓，再加平胃合而成。

四君子汤中和义，参术茯苓甘草比。

---

① 乌扇：即射干。

附：三阴疟论治

三阴疟者三日一发，丹溪名为痎疟。发于子午卯酉日者，少阴疟也；发于寅申巳亥日者，厥阴疟也；发于辰戌丑未日者，太阴疟也。然也不可拘执。大约此症阴气多而阳气少，其发日远。《内经》云：时有间二日而发者，邪气与卫气客于六腑，而有时相失，不能相得，故休数日而作也。其初起发于夏秋者，宜用二陈去陈皮加生术、槟榔、常山逐痰为要，稍加穿山甲以透经络。若暑结营分，又当以香薷、鳖甲、苓、夏、归、甘、姜、枣祛暑，而前药无益也。若元气大虚，止用六君子加草果、乌梅，如元气下陷，而发渐晏者，用补中益气汤，大剂参术姜枣为治。石顽用人参一两，生姜一两，加桂枝少许，冬月无汗稍加麻黄，五更时服必止。甚者连进三日，无不愈者。贫家人参减半，合白术五钱代之，夜发加首乌、当归。此方不特治三日疟，即虚人久疟更效，如不愈，俟仲冬用之，加桂枝立止。

卷二　阳属

伤　寒

《难经》曰：伤寒有五：有中风，有伤寒，有湿温，有热病，有温病。其所苦各不同。

按此则上古之世，一切风湿温热，皆归于伤寒，自仲景著《伤寒》之论，分而析之，而诸症始不得混于正伤寒之列矣。厥功伟矣哉！

伤寒疑似辨

正伤寒之症，冬令天气严寒，人感之而即病，其症发热恶寒，头项痛，腰脊强，身痛，但脉浮紧无汗为伤寒，脉浮缓有汗为伤风。寒用麻黄汤；风用桂枝汤，或用加味香苏散代之，随手可愈。

其有非伤寒而类伤寒者，如感邪内伏，至春而发曰温病，至夏而发曰热病。其症头痛发热与伤寒同，但不恶寒而口渴，不可发表，宜柴葛解肌汤。若头痛发热而身重，但欲眠，鼻鼾不语者，风温也，不可发汗，加减葳蕤汤主之。若发热恶寒，而脉细身重，不能转侧，头汗自出者，风湿也，不呕不渴，桂枝加附子汤主之。有因冬暖而衣被单薄受寒者，此表寒内热，冬温也，香苏散加清药主之。有夏秋暴寒感冒而头痛发热者，时行寒疫也，香苏散主之。夏月头痛发热而自汗烦渴者，伤暑也，加减香薷饮主之。有夏月头痛发热，身重腹满，谵语自汗，两胫逆冷者，湿温也，切忌发汗，宜苍术白虎汤。若不头痛发热，卒然恶寒厥冷，吐泻面青脉迟者，中寒也，姜附汤主之。其有身热面赤、项强、头摇、口噤者，痉也，加减小续命汤主之。有恶寒发热，头痛腹痛吐利者，霍乱也，藿香正气散主之。若发热脉紧，身不痛而脘闷、嗳腐吞酸者，伤食也，保和丸主之。若烦热头疼，而脉软体倦、语言懒怯者，虚烦也，补中益气汤主之。若恶寒发热，而病起自脚，两胫肿满者，脚气也，槟榔散主之。如两足忽枯细，名干脚气，四物汤加牛膝、木瓜主之。以上诸症，皆似伤寒而实非正伤寒，临症审之。

伤寒纲领

伤寒之证，不外乎传经、直中二者而已。传经者由太阳传阳明，由阳明传少阳，由少阳传太阴，由太阴传少阴，由少阴传厥阴，此循经传也。亦有越经传者，如寒邪初客太阳，有不传阳明而径传少阳者，有不传阳明经而径入阳明腑者，亦有由阳明不传少阳而径入本腑者，亦有少阳不传三阴而径入胃腑者，亦有传一、二经而止者，亦有始终只在一经者。虽所传不同，其为传经则一也。此皆由表入里，寒化为火，热邪传经之症也。直中者，不由三阳经传入，而径中三阴者也。中太阴则病浅，中少阴则病深，中厥阴则愈深矣。此寒邪直中之症也。夫传经之邪，在表为寒，在里为热。直中之邪，则但寒而无热也。且传经之症，初病必发热头痛无汗，以渐而深，愈深愈热，虽入阴经，脉必沉实，症必烦热，此宜攻里，或清或下，随宜而用。直中之症，初起本无发热头痛，但或厥冷、或呕吐、腹痛、泄利，或畏寒不渴，脉沉弱不足，此皆元阳不足，阴症也。

经腑论

经者，径也。行于皮之内，肉之中者也。腑者，器也。所以盛水谷者也。太阳之经、阳明之经，为表，少阳之经，为半表半里，是谓三阳。太阴之经、少阴之经、厥阴之经，为里，是谓三阴。三阳有经又有腑，三阴有传更有中。如有太阳之经，即有太阳之腑，膀胱是也。有阳明之经，即有阳明之腑，胃是也。有少阳之经，即有少阳之腑，胆是也。然胆为清净之腑，无出入之路，故治法如经。至三阴有传经者，由三阳而入，此热邪也。有直中者，不由阳经传入，此寒邪也。凡三阳三阴之邪，未入腑者，可汗而已。若邪初入胃腑，表里皆热，邪未结聚，热势散漫，而无胃实不大便之症，则宜用白虎汤表里和解。若邪已结聚，如太阴之大实痛，少阴之咽干口燥，下利清黄水，及心下硬，厥阴之烦满囊缩，则惟下之而已矣。盖三阳三阴之邪，一入胃腑，则无可出之路，故不能复传他经，而惟有通其大便，令邪从内出，此大小承气、调胃承气所由设也。且三阳三阴之邪，环绕胃腑，处处可入。大法若由太阳入腑，而太阳症不解，必从太阳解表为主。若由少阳入腑，而少阳症具者，仍从和解。若由阳明入腑者，用白虎汤。如邪已结聚者下之，此邪入阳明腑之治也。若太阳亦自有膀胱之腑，太阳病甚，则当遗邪于本腑，而为口渴溺赤之症，外显太阳经病，而兼有此腑症，名曰太阳传本，宜用五苓散，以桂枝解邪，以苓、泽通小便而愈。此太阳之邪自传本腑也。唯少阳之腑则不传。

论伤寒脉

仲景曰：尺寸俱浮者，太阳受病也，当一二日发。尺寸俱长者，阳明受病也，当二三日发。尺寸俱弦者，少阳受病也，当三四日发。此三阳皆受病，未入于腑者，可汗而已。尺寸俱沉细者，太阴受病也，当四五日发。尺寸俱沉者，少阴受病也，当五六日发。尺寸俱微缓者，厥阴受病也，当六七日发。此三阴俱受病，已入于腑者，可下而已。仲景曰：伤寒一日，太阳受之。脉若静者为不传，颇欲吐，若烦躁，脉数急者，为传也。伤寒六七日，无大热，其人烦躁者，此为阳去入阴故也。伤寒二三日，阳明少阳症不见者，为不传也。伤寒三日，三阳当尽，三阴当受邪，其人反能食而不呕，此为三阴不受邪也。

传经辨

伤寒传经，不可以日数拘，亦不可以次序拘，如《内经》言一日太阳、二日阳明、三日少阳、四日太阴、五日少阴、六日厥阴之说，盖言传经之大概，非谓凡患伤寒者必如此也。夫寒邪中人，本无定体。陶节庵[①]云：风寒之初中人也无常，或入于阴，或入于阳，非必始太阳，终厥阴也。或自太阳始，日传一经，六日至厥阴，邪气衰，不传而愈者，亦有不罢再传者，或有间经而传者，亦有传至二三经而止者，或有终始只在一经者，或有自少阳、阳明而入者，或有初入太阳不作郁热，便入少阴而成阴症者。所以治伤寒，不可拘泥。但见太阳症，便治太阳，见少阴症，便治少阴，依类而推，此活法也。仲景曰：日数虽多，但见表症而脉浮紧者，犹宜汗之；日数虽少，但见里症而脉沉实者，犹宜下之。诚为不易之论。

---

① 陶节庵：即陶华，字尚文，节庵为其号。明医家。浙江省余杭人。著有《伤寒六书》等。

合病并病论（数经并见为合病，数经递见，以次相弃为并病。）

传经有幻境，或两经同病，或三经同病，名为合病。若一经病未已，复连及一经，名为并病。有合于阳者，即有合于阴者。有并于阳者，即有并于阴者。仲景谓三阳合病，闭目则汗，面垢谵语遗尿，治宜白虎汤。此外合三阳之经，内合阳明之腑，故用辛凉和解之。大约治法，不论三阳三阴，凡两经合病，则用两经药同治之。三经合病，则用三经药同治之。若一经病未瘥，复并一经，则相其先后轻重缓急而药之，斯无弊耳。景岳曰：三阳若与三阴合病，即是两感。所以三阴无合并病也。

两 感 论

伤寒两感者，表里双传也。一日太阳与少阴同病，二日阳明与太阴同病，三日少阳与厥阴同病是也。太阳症本发热、头痛、恶寒，若兼少阴，则又咽干口燥矣，五苓散主之。渴加知、柏，头痛加羌、防。阳明症本身热、目痛、鼻干、不眠，若兼太阴，则又腹满不欲食而自利矣，大柴胡汤主之。少阳症本耳聋、胁痛、寒热往来而呕，若兼厥阴，则又烦满囊缩而厥，水浆不入矣，大承气汤加川芎、柴胡主之。凡两感者，表里俱传，为祸最速。或三日、六日，营卫不行，脏腑不通，昏不知人，乃死。此症无一定之方治，不过邪在表者，解于外，邪在里者，清于中。古人用大羌活汤。若邪自外入而外甚于里者，必以外为主，先用葛根、麻黄解表，后用调胃承气汤攻里。若邪因虚袭而元气不支者，速宜专顾根本，先用四逆汤救里，后以桂枝解表，但使元阳不败，则强敌亦将自解。又仲景谓：少阴症反发热，用麻黄附子细辛汤者，此论直中之两感也。传经两感，以解表为主，而清里佐之；直中两感，以温中为主，而发表次之。此治两感之大法也。

阴症有三说

有传经之阴症，阴中之热症也；有直中之阴症，阴中之寒症也；有房室之阴症，阴中之虚症也。既犯房劳而得热症，则灼热极甚；犯房劳而得寒症，则阴寒极甚。热之甚，清剂宜轻；寒之甚，温剂宜重。

三阴症亦用表法论

《伤寒论》曰：太阴病脉浮者可发汗，宜桂枝汤。此论太阳伤风，为医误下而传太阴者也。太阴脉当沉，今反浮，是症在太阴，脉在太阳，则太阳之邪未尽入于阴，而太阴之邪，大有还阳向汗之势，故用桂枝汤以彻其表，令其从太阳来者，仍从太阳出也。推而论之，若伤寒太阴症而得太阳脉，可用麻黄，仲景麻黄石膏汤之意也。得阳明脉可用葛根，仲景葛根芩连汤之意也。得少阳脉可用柴胡，是以大柴胡汤为少阳传太阴之方也。然必腹中实痛，始用大黄下之，否则本方加芍药以和之而已。太阴如此，少阴厥阴，何独不然。大抵治伤寒，急以解表而缓于攻里，非惟三阳务表，即三阴未结之邪，犹冀其还阳而走表，必俟邪气结实，乃用承气汤下之。

伤寒表里寒热辨

要之阳邪在表则表热，阴邪在表则表寒，阳邪在里则里热，阴邪在里则里寒，邪在半表半里之间而无定处，则往来寒热。且邪在表，则心腹不满，能食而不烦呕；邪在里，则心腹胀痛而烦呕。

笔花伤寒三法歌曰："可汗头身痛，肢项腰脊强，恶寒无汗热，浮紧脉堪将。不可汗脉弱沉迟，咽闭咽干下利俱，亡血衄淋诸动气，阳虚疮悸厥非宜。可吐邪依上膈留，懊烦胸痛唾涎稠。莫吐脉虚兼厥逆，更防寒饮发干呕。可下邪传胃腑深，腹疼脉实热潮蒸，汗多谵语绕脐硬，利水色青心下疼。热结膀胱兼蓄血，如狂便黑结胸成。不可下因表有邪，脉浮大弱喘虚家，溺清咽闭诸动气，胀减阳明面赤偕，便鞕[1]后溏不潮热，心胸鞕满滑胎遮，呕多忌食寒犹恶，烦躁阴虚下便差。

---

① 鞕：同"硬"，下同。

太阳经症

太阳经病，头痛发热，项脊强，身体痛，鼻鸣干呕，恶风自汗，脉浮缓者，名曰中风，宜解肌，桂枝汤主之。若前症悉具，而恶寒无汗，脉浮紧，或喘嗽者，名曰伤寒，宜发表，麻黄汤主之。有汗不得服麻黄，无汗不得服桂枝。普明子[①]并以加味香苏散代之。

太阳之头痛，头脑痛而连项脊，与阳明症之头额痛而连面目，少阳症之耳前后痛而上连头角不同也。太阳之项脊强，强在项后，与结胸症之强在项前不同也。此症或有脉伏者，由寒气闭塞，外显太阳症而脉伏，实将汗之机也。

阳明经症

阳明经病，目痛鼻干，唇焦嗽水不欲咽，脉长，此阳明本经症，其去太阳不远，亦有头痛发热，宜用葛根汤解肌，不可误认为阳明腑病，而用清凉攻下之法。

漱水不欲咽者，其本腑无热，是表病而里和也。

少阳经症

少阳经病，目眩口苦、耳聋、胸满、胁痛、寒热往

---

① 普明子：即程国彭，字钟龄，号恒阳子，清医家。法号普明子。著有《医学心悟》。

来、呕吐、头汗、盗汗，舌滑脉弦，此少阳经受病，宜用小柴胡汤和解之。仲景曰：少阳症，但见一二症即是，不必悉具。此经有三禁，吐、汗、下是也。然少阳有兼表兼里者，务在随时变通，不得以三禁之说而拘泥也。

胸满者，胸半以上，乃清阳之分，正在半表半里，邪至此，将入里而未深入于里，故胸满而腹未满，是邪气而非有物也。寒热往来者，人身外阳内阴，胆经正阴阳交界之所，邪传至此，阴阳相争也。呕吐者，邪将入里，里气上冲，邪正分争，故呕吐，此邪气入阴之机也。若三阴不受邪，反能食而不呕。舌苔滑者，舌司寒热之变，在表则津液如常，在里则苔燥黄黑，今尚有津液，但不如常，是邪将入腑而未深入也。太阳脉浮，阳明脉长，少阳脉弦，此三阳诊候之法也。

此症三阳既尽，邪未入于阴者，故可汗而已。

太阴经症

太阴经病，有三法焉。有传经之热邪，有直中之寒邪，有误下内陷之邪。如《经》所谓腹满嗌[①]干者，此传经之热邪也。宜用小柴胡汤去人参加芍药以和之，不已则下之。又《经》所谓腹满而吐，食不下，自利益甚，时腹自痛者，此直中之寒邪也，宜理中汤以温之。

---

① 嗌（yì益）：咽喉。

又《经》所谓太阳症，医反下之，因而腹满时痛者，此误下内陷之邪也，当用桂枝汤加芍药。大实痛者，桂枝汤加大黄。今先举热邪传入太阴经者言之：其症腹满痛，嗌干，脉沉实，大柴胡汤主之。若自下利，去大黄加黄连以清之。

腹满痛者，少阳之邪传入，肝木乘脾也。但其症必嗌干口燥。若误下内陷，无嗌干之症。直中腹痛，骤至而脉细气冷，自下利者，热灼肠胃，故下利肠垢。

少阴经症

少阴经病，有传，有中。今先举传经者，其症口燥咽干而渴，或咽痛，或下利清水，色纯青，心下硬，或下利肠垢，目不明，大、小承气汤并主之。咽痛甚，合甘桔汤。

口燥咽干而渴者，邪烁肾水，故干燥异常，须即下之，以救肾家将涸之水。下利清水者，结粪在内，从旁流出，按其腹必硬痛，宜急下之。

厥阴经症

厥阴经病，亦有传，有中。今先举传经者言之，其症少腹满，舌踡囊缩，烦躁厥逆，消渴，大承气汤主之。

少腹满者，乃浊阴凝聚，实为有物也，宜急下之。舌踡囊缩者，肝主筋，津枯不能荣养。此症舌必焦。厥逆者，热深厥亦深，与直中之初时即厥不同也。消渴者，饮水多而小便少，不知消归何有？若神昏不知渴者更危。

太阳腑症

太阳腑者，足太阳膀胱也。太阳有经有腑。邪在于经，则头痛发热；邪在于腑，则口渴溺赤。外显太阳经病，而兼口渴溺赤者，此溺涩不通，乃太阳腑病，与他脏无涉也，五苓散主之。若表症未除，可与散剂同用。

此由太阳经之邪，自传本腑也。口渴溺赤者，膀胱有水而受邪热，则溺不通，且浊水不去，津液不生，故渴。

阳明腑症

足阳明胃，有经有腑。邪在经，不过目痛、鼻干、唇焦，漱水而已。邪既入腑，则潮热，谵语，狂乱不得眠，燥渴自汗，便闭，转矢气，手足心腋有汗，诸症生焉。白虎汤、调胃承气汤并主之。但阳明腑病，有由本经而入者，有由太阳、少阳而入者，有由三阴经而入者，来路不同，见症则一。

阳明之腑，无可出之路，邪传至此，不复传矣。狂乱者，阳热亢极。发狂之甚，与下焦蓄血之如狂，劫汗亡阳之惊狂不同，宜下之。转矢气者，燥粪内结，则气常下失。仲景云：欲行大承气，先与小承气，腹中转矢气，方与大承气。

直中三阴诸症

直中者，初起不由阳经而径中三阴者也。其症腹中冷痛，呕吐清涎沫，下利清谷，但欲寐，踡卧，四肢厥冷，身痛如被杖，囊缩，舌黑而润，脉沉细无力，吐蛔，诸症作焉。中太阴，宜用理中汤；中少阴，宜用四逆汤；中厥阴，宜用白通加猪胆汁汤。大抵脏受寒侵，不温则殆，急投辛热，不可迟缓。

直中之症，寒邪未经化热，直入阴分，故与传经诸症相反，一投寒凉，立即气脱，慎之。吐蛔用理中安蛔散。

伤寒汤头

麻黄汤治太阳寒，杏仁甘草桂枝煎。

桂枝汤治太阳风，赤芍甘桂姜枣从。

加味香苏香附防，荆秦陈草蔓芎姜。

柴葛解肌汤芩丹，知贝生地赤芍甘。

加减葳蕤汤，羌葛石芎防，杏微木香草，加减审宜将。

桂枝加附子汤即桂枝汤加附子。

香苏散，用苏叶，香附甘陈姜枣啜。

加减香薷饮香薷，扁豆厚朴炙草施。

苍术白虎汤即白虎汤加苍术。

姜附汤，治中寒，熟附干姜各三钱。

加减小续命防己，参桂麻黄防附子，黄芩芍药及杏仁，甘草川芎同姜煮。

藿香正气芷腹苓，半朴苍苏桔草陈。

保和丸用曲楂苓，连翘莱菔半夏陈。

补中益气芪术陈，参草升柴当归身。

槟榔散防己，归芍秦艽膝，天麻青木香，独活桑枝矣。

四物汤治血，归芎熟地芍。

白虎汤治阳明热，知母石膏糯甘得。

大承气汤用芒硝，枳实大黄厚朴饶。

小承气汤即大承气汤去芒硝。

调胃承气汤，芒硝甘大黄。

五苓散，本四苓，猪赤泻术加桂成。

大柴胡汤治太阴，大黄枳实半芍芩。

大羌活汤方，羌活细辛防，芩连防己术，芎地母甘苍。

四逆汤治少阴寒，附子干姜与炙甘。

麻黄附子细辛汤，三味同煎加生姜。

麻黄石膏汤，炙草杏仁相。

葛根芩连汤，加入炙甘良。

葛根汤阳明，升麻赤芍荆，秦苏甘白芷，加减视寒温。

小柴胡汤赤芍芩，枣姜甘草夏人参。

理中汤用参术姜，炙草还加制附刚。加附子即名附子理中汤

甘桔汤，甘草与桔梗。

白通加猪胆汁汤，方疗阴盛格其阳，姜附五钱配葱白，人尿胆汁共煎尝。

理中安蛔散，参苓干姜术，川椒共乌梅，足冷附子入。

伤寒兼症

伤寒兼症者，伤寒中所恒有之症。有因于误治者，有调摄失宜者，有病气相传染而变症者，按法治之而已。

咳嗽者，脉寒[1]也。止嗽散加荆、防、苏子，或二陈汤。

咽痛有表里寒热之分，邪在表，甘桔汤加薄荷、牛蒡。若少阴里症，凡传经而燥渴者，甘桔汤加黄连、元参、牛蒡。如直中而肾气虚寒，逼其无根之火上浮者，姜附汤加桔梗主之。汗多亡阳者补正气。

吐血者，热迫血而上行也。如失表而邪蕴于经者，加味香苏散散之。若邪入里而酝酿成热者，犀角地黄汤清之。若大便闭结，邪热上攻者，生地四物汤加大黄下

① 脉寒：疑为肺寒之误。

之。

衄血者，寒邪将散，荣血周流，古人所谓“红汗”是也。此病当解也。若寒邪在经，头痛发热而衄者，表也，加味香苏散汗之。若邪气在里，燥渴烦心而衄者，犀角地黄汤清之。

便脓血者，热迫血而下行也。宜清之。若瘀血凝聚，少腹痛拒按，小便自利者，下之。亦有下焦虚寒，肠胃不固者，附子理中汤加归、芍。

蓄血者，瘀蓄下焦也。仲景云：太阳症不解，热结膀胱，其人如狂，血自下者愈。表邪不解者宜表，表后而少腹急结者，乃可攻之，桃核承气汤，此瘀始积，其轻者也。若表尽而里热深，乃其重者，抵当汤攻之。凡伤寒少腹胀满不痛，小便不利者，溺涩也，按之逘[1]脐硬痛，小便短涩，大便不通，燥屎也。惟按之小腹硬痛，小便自利，或大便黑色，喜怒如狂者，蓄血也。

动阴血者，传经至手足厥冷，是谓热极反厥，误投热药，迫血妄行，或从耳目，或从口鼻，一拥而出，名曰动阴血，又名下厥上竭，为难治。

鼻鼾者，鼻中发声如鼾睡也，为风热壅闭。

鼻鸣者，鼻气不清，言响如瓮中出，此属风寒壅塞，须按症治。

---

① 逘：通“绕”。

不能言及语言难出者，有表里之分，太阳症发汗后身热者，名曰风温，其症脉浮自汗，身重，多眠，而语言难出者，此表邪蕴其内热，葳蕤汤去麻黄加秦艽主之。又少阴症，咽中伤，生疮而不能言者，古方治以苦酒汤。宜用甘桔汤加牛蒡、薄荷、元参、白前之属以清之。复有风寒客于肺中，声哑不能言者，用半夏、生姜、荆、防等辛温以散之。更有中寒之症，口鼻气冷，口噤难言者，当用温热之剂。大抵唇焦、口舌干、口渴者，热也；唇淡、口和、气冷者，寒也。

温疟者，伤寒邪热未除，复感风邪，变为温疟，其寒热依时而作，与少阳症无定时者不同。大抵热多寒少，或先热后寒，每致神昏谵语，用小柴胡汤去半夏，加黄连、知母、贝母。

身重难转侧者，大都属寒，然亦有热者，风湿相搏，骨节烦疼，不呕不渴者，桂枝附子汤。此表寒也。少阴症腹痛，四肢沉重下利者，真武汤。此里寒也。若风温症，脉浮汗出身重者，葳蕤汤。又三阳合病，腹满、身重、谵语、遗尿者，白虎汤。又阴阳易，亦有身重少气者，附子理中汤。

发黄者，寒湿如熏黄色，暗而不明，茵陈五苓散、茵陈姜附汤。湿热则黄如橘色，染衣如檗，栀子檗皮汤、茵陈大黄汤；又有瘀血发黄，亦湿热所致。

痉者，项脊强，头动摇，口噤，背反张是也。有三阳病而发者，有因胃腑实热者，有三阴中寒而发者，有因内伤气血者。如头摇、口噤、背反者，太阳痉也，加减小续命汤。若头低视下，手足牵引者，阳明痉也，前方加升麻、葛根。若眼目斜视，手足搐搦者，少阳痉也，小柴胡汤加桂枝、钩藤。如口噤胸满，脚挛急，大便闭，必齘齿者，胃腑实热痉也，三乙承气汤下之。如发热，脉沉细，肢冷自汗者，为阴痉，风寒中脏也，附子理中汤加防风、肉桂主之。亦有内伤发痉者，肝血不足，血燥生风，目斜手搐，逍遥散加人参、桑寄生主之。若大病后、产后气血大虚者，用十全大补汤，加钩藤、寄生。如不应，急加附子。

瘢疹者，一曰伤寒，二曰温毒，三曰时气，四曰阴症。伤寒失治，热毒蕴结。发斑红赤者胃热，紫赤者热甚，紫黑者胃烂，三黄解毒汤，或犀角大青汤清之。此证脉有力者为顺，沉小者为逆。如谵语便闭，调胃承气汤下之。大抵解胃热之毒，必用黄连、大青、犀角、元参、升麻、青黛、石膏、知母、芩、柏、山栀之类。温毒发瘢者，冬令感寒，至春夏发，犀角大青汤主之。时气发瘢者，人感天时不正之气，憎寒壮热，大红点见于肤表为瘢，小红点行于皮中为疹。疹发于肺，升麻葛根汤加大力子以散之。瘢出于胃，犀角大青汤清之。更有阴症发瘢者，寒伏于下，逼其无根之火，上熏于肺，发瘢点如蚊、蚤咬痕，用调中温胃之剂，其点自退，然亦有凉滋而愈者，须审寒热治之。

结胸痞气者，《经》云：病发于阳，而反下之，因作结胸；病发于阴，而反下之，因作痞。结胸重而痞轻也。伤寒邪在三阳，下之而成结胸，其症胸腹满痛，手不可近，先用小陷胸汤，如结实难解，更用大陷胸汤攻之。若邪入三阴而未结聚，犹宜清解之。下之太早，则成痞气。其证胸前痞满，半夏泻心汤主之。又有水结胸者，水饮停蓄也，小半夏加茯苓汤。复有寒实结胸症，乃寒气结聚，误用下药而成，须用白散主之。凡一切结胸痞气，药不效者，乃浊气结聚，枳实理中丸甚效。

脏结者，病人素有宿积，连于脐旁，新邪又痛引阴筋，此邪气结实，难治也。

振战慄者，耸动为振，战摇为战，心跳为慄，虚症多有之。而邪正交争，亦发战慄，察症治之。

筋惕肉瞤者，《经》云：阳气者，精则养神，柔则养筋。今发汗多，津液枯少，阳气大虚，筋肉失养，故惕惕而跳，瞤瞤而动也。急宜温经益阳，真武汤主之。

叉手冒心者，发汗过多，心下悸，欲得按也，桂枝甘草汤。

惊悸者，心惕惕然跳动也。有气虚者，有汗下损津液者，有水气者，按症治之。

小便不利，有数种。因汗下者，津液不足也，黄疸热病者，郁热内蓄也。风湿相搏，与阳明中风，皆寒气所乘也。更有气虚者，宜详辨之。

遗溺者，伤寒中危急之候，下焦虚寒，不能摄水，理中、四逆等主之。三阳合病亦有之。此热甚而阴挺失职也，白虎汤主之。大约热甚者可治，虚寒者难治。若杂症遗尿，多属气虚，补中益气汤主之。

呃逆者，即饲[①]也。气自脐下直冲胸也。伤寒失下，胃火上冲而呃者，其症燥渴闭结，大柴胡汤下之。便不结，泻心汤主之。若三阴中寒，胃气欲绝而呃者，其症厥冷下利，附子理中汤合丁香散温之。呃不止，则死。

懊侬者，即懊恼，心中郁郁不舒，由表邪乘虚内陷，结伏心胸间，栀子豉汤吐之。

郁冒者，昏冒而神不清也。《经》云：诸虚乘寒则为厥，郁冒不仁。此寒气上逆也，当温补。又阳明症涩闭喘热者，有燥屎也，下之。又伤寒传之五六日，渐变神昏不语，形貌如醉，或睡中独语，与水则咽，不与则不思，此热传心胞络也。宜导赤散合黄连解毒汤以清之。

奔豚者，气从少腹上冲心而痛，如江豚之上窜，此下焦阴冷之气，宜用姜附汤加吴萸、肉桂、茯苓，或佐橘核、小茴、川楝尤效。

身热恶寒，身寒恶热者，身大热反欲近衣，此热在皮肤，寒在骨髓，伤寒外感之属也；身大寒反不欲近

① 饲（yè 业）："饲"的讹字，饲，同"噎"。

衣，此寒在皮肤，热在骨髓，热邪内郁之候也。

风温者，伤寒汗后感风，其症灼热脉浮，身重多眠，鼻息鼾，语言难出，葳蕤汤主之。

湿温者，本伤于湿，因而中暑，其症两胫逆冷，胸满头目痛，妄言多汗，脉阳浮而阴小，切忌发汗，苍术白虎汤主之。

风湿相搏、伤寒八九日，身体烦疼，不能转侧，不呕不渴，脉虚浮而涩者，桂枝附子汤主之，若口渴者，不可用。

劳复、食复、女劳复者，大病后劳倦伤气，名劳复，补中益气汤主之。若饮食伤脾，名食复，宜调胃气以消食，枳实栀子豉汤主之。若犯房事致病复，名女劳复。头重目眩，腰背疼，小腹绞痛，人参三白汤主之。

阴阳易者，病后交接，男遗于女，女遗于男，症与女劳复同，人参三白汤治之。若吐舌者，大危也。

狐蜮者，狐疑不决之状，内热生虫也。虫蚀肺则上唇生疮，名曰蜮；蚀肛则下唇生疮，名曰狐。用雄黄丸。

阳毒阴毒者，热之极、寒之甚也。阳毒则斑黄狂乱，栀子汤加人中黄；阴毒则厥逆清谷，身痛如被杖，四逆汤加葱白。二症或兼咽痛。

百合病者，行住坐卧，若有神灵，默默意趣不乐，百合知母汤主之。

坏病本太阳症，汗、吐、下仍不解，须察何药所误，见某症，用某药救之。

热入血室者，妇人伤寒，经水适来，邪气乘虚，陷于血海之中，昼则明了，夜则谵语，如见鬼状者，治法无犯胃气，小柴胡汤去半夏，加桃仁、红花、生地、丹皮。

阴躁似阳躁者，阴极反躁也。脉沉迟无力，口燥渴而不能饮，欲坐卧泥水，宜用温剂。设误认为阳躁，即败。

阳厥似阴厥者，热极而发厥，所谓热深厥亦深也。寒厥初病即见，热厥以渐而来。

肿有三症：太阳风湿相搏，身微肿者，宜疏风祛湿；阳明风热，耳前后肿者，宜刺，或用普济消毒饮；大病瘥后，腰以下肿者，宜利小便。

除中者，伤寒六七日，脉迟为寒，误投凉药而反能食，名曰除中，言食下即除去也，为难治。

气上冲心者，腹里气时时上冲也。伤寒传至厥阴，消渴而冲者，热症也。《经》云：诸逆上冲，皆属于火也，如太阳伤风症，头不痛，项不强，寸脉浮，胸中痞鞕，气冲咽喉不得息者，胸有寒也，瓜蒂散吐之。

笔花氏曰：仲景《伤寒》数卷，其精妙无以复加。一切病症，悉得资为法窍，直可以参天地，立民命，与古帝王精一执中[1]之训，万世常昭矣。后世取法者，各抒议论，简帙繁多，恐有滋惑，概不采入，特是传经之症，变幻无常，全在临胗时[2]灵心妙悟，因事制宜，勿致拘执不通，始免泥古戾今之咎。慎哉！慎哉！

伤寒兼症汤头

止嗽散用桔白前，百部橘红紫苑甘。

二陈汤半陈，甘草与茯苓。

犀角地黄汤，赤芍丹皮麦冬相。

生地四物汤养阴，芎归芍药地用生。

桃核承气汤大黄，桃仁甘草桂枝芒。

抵当汤，用虻虫，桃仁水蛭大黄攻。

葳蕤汤芎防，葳蕤干葛羌，石膏杏仁草，白薇青木香。

真武汤用附子术，茯苓生姜与白芍。

茵陈五苓治发黄，五苓茵陈加枣姜。

茵陈姜附用干姜，附桂茵陈术草良。

栀子檗皮汤，甘柏治阳黄。

茵陈大黄汤，再加栀子相。

三乙承气大黄灵，枳实厚朴草玄明。

逍遥散加味，柴苓白术甘，丹皮归白芍，山栀薄荷

① 精一执中：精粹纯一，允执厥中。
② 胗（zhěn 疹）：通“诊”。

煎。

十全大补八珍齐，再添肉桂与黄芪。

三黄解毒用黄连，芩柏山栀一并煎。

犀角大青汤，玄参栀草良，升麻芩连柏，大渴石膏将。

升麻葛根汤即阳明症之葛根汤。

小陷胸汤结胸求，黄连半夏并瓜蒌。

大陷胸汤生大黄，芒硝甘遂共成方。

半夏泻心用连芩，干姜枣草与人参。

小半夏加茯苓汤，茯苓三两夏甘姜。

白散三钱贝母桔，一分巴豆去皮心。炒研共为末，白饮和匀，作二服。

枳实理中丸，干姜四君全。

桂枝甘草汤即前桂枝汤倍甘草。

丁香散共柿蒂五，炙草干姜相为佐。

栀子豉汤栀香豉，服后随手探吐之。加枳实名枳实栀子豉汤。

导赤散，用木通，赤苓生地灯心冲。

黄连解毒汤即前三黄解毒汤。

人参三白汤补好，四君附子白芍枣。

雄黄丸，研当归，槟榔麝香并芦荟。

栀子汤栀芩，升麻草杏仁，石膏柴母芍，豆豉大青成。加人中黄尤效。

百合知母汤，二味共成方。

普济消毒治大头，芩连大力橘红求，翘桔玄参柴马勃，升麻甘草薄荷稠。

瓜蒂散，赤小豆，香豉煎汤探吐奏。二味为末用豉汤服之探吐。

卷三 木属

中 风附：厥逆

中风一症，前贤异论纷如，河间谓热气召风，东垣谓气衰召风，丹溪谓湿痰召风，喻嘉言谓三者人身兼有之，风邪乘虚，挟其素有之邪为患。诸说迄无定准。究应以《内经》及仲景之言为的。《内经》曰：风邪客于身半，其入深，营卫衰，则真气去，邪气内留，发为偏枯。又曰：风者百病之长，至其变化乃为他病。又曰：风从外入，令人振寒汗出，头痛身重，恶寒，风寒客于人，使人毫毛毕直，皮肤闭而为热，是时可汗而发。又曰：虚邪中人，始于皮肤，腠理开则从毛发入，故皮肤痛。不去，则传舍于络脉。不去，传舍于经。不去，传舍于输，于伏冲，于肠胃，于募原。又云：邪中于面则下阳明，中于项则下太阳，中于颊则下少阳，中于肩背两胁，亦中其经。《内经》论中风如此，并无猝倒昏瞶之症也。

仲景曰：太阳病，发热汗出恶风，脉缓者，名曰中风，桂枝汤主之。《金匮要略》云：风之为病，当半身不遂，或但臂不遂者，此为痹，脉微而数，中风使然。络脉空虚，贼邪不泻，或左或右，正气引邪，㖞僻不遂，邪在络，肌肤不仁，在经即重不胜，入腑即不识人，入脏舌即难言，口吐涎。仲景之论，亦谓中风失治，以渐而传，并无猝倒昏瞆诸症也。

自唐宋以后，诸家因此经络脏腑之论，而遂分中经、中血脉、中腑、中脏之殊，致后人凡遇内伤、气脱、猝倒、厥逆等症，悉混认为风之中脏矣。今姑择其可酌取者，采列于下：

如李中梓云：风邪中腑，其病在表，多着四肢，故肢节废，脉浮，恶风，拘急不仁。外有六经之形症，以小续命汤及疏风汤汗之。中脏者，其病在里，多滞九窍，二便闭，唇缓不能言，耳聋，鼻塞，目瞀，以三化汤及麻仁丸下之。中血脉者，病在半表半里，外无六经之症，内无二便之闭，但口眼㖞斜，半身作痛，唯当养血顺气，以大秦艽汤，或羌活愈风汤和之。若中风昏倒，无须顺气，然后治风，用竹沥姜汁调苏合丸灌之。如口噤不开，急用牙皂、生半夏、细辛为末，吹入鼻内，有嚏则生，无嚏则死。治法须分闭与脱症：如牙关紧闭，两手握固，闭症也，三生饮开之；若口开心绝，手撒脾绝，眼合肝绝，遗尿肾绝，声鼾肺绝，脱症也，大剂理中汤救之，或有得生者[①]。此以昏倒指中风，而

① 详见《医宗必读·真中风》。

另在中腑、中脏、中血脉之外，是一说也。

又程钟龄曰：中腑者，中在表也，外有六经之形症，中太阳用桂枝汤，中阳明用葛根汤加桂枝，中少阳用小柴胡汤加桂枝。中脏者，中在里也，其人眩仆昏冒，或痰声如锯，宜分寒热治之。如素有积热，则风乘火势，牙紧握固，是热风闭症，用牛黄丸开之；大便秘，三化汤攻之。如素挟虚寒，则眼合遗尿，症见五绝，是寒风脱症，大剂理中汤救之。若介乎闭与脱之间者，用半夏、橘红各一两，浓煎生姜汁对冲，灌之即苏。中血脉者，中在经络也。其症口眼歪斜，半身不遂，大秦艽汤主之。左用四物，右用四君佐之。此以昏冒眩仆指中脏，而因其素挟之寒热，以分为闭与脱者也。是又一说也。

惟张景岳之论则不然，言风寒之中于外者为风邪，是外感之表症；其不由外感而亦名风者为肝邪，是内伤之里症。外感者，病由乎经，或寒热走注，肿痛偏枯，即风寒湿三气之外侵也。内伤者，病出乎脏，精虚则气去而神去，所以眩晕昏聩也。今先论真中风之治。

凡治中风之法，宜察浅深虚实。中经者，邪在三阴，其病犹浅。中脏者，邪入三阴，其病实深。在浅不治，则渐入于深，在经不治，则渐入于脏，此浅深之谓也。正胜邪者，乃可攻其邪，正不胜邪者，必先顾其本，此虚实之谓也。

大风大寒，直中三阴致危者，必用金匮续命汤去石膏治之。若风寒在经，头痛身痛，恶寒拘急者，宜麻黄汤、麻桂饮加减，甚者亦宜续命汤。若头疼有汗恶风者，宜桂枝汤或五积散。若风邪在经，热多寒少，而为偏枯疼痛发热，宜秦艽汤，甚者愈风汤亦可。

此外如轻浅在肺者为伤风，在表里之间者为疟疾，遍传六经者为伤寒瘟疫，入筋骨者为风痹，上壅头面者为大头时毒。凡此皆外感风邪之病，舍此以外，别无表症者，均不得为风。若于寂然无风，饮食严密之地，忽然晕仆偏废，此内夺厥逆之症，非风也。因连类而及，论厥逆之治。

附：厥逆

厥逆之症，危症也。厥者尽也，逆者乱也，气血败乱之谓也。《内经》云：志不足则厥。肾气虚则厥。又曰：内夺而厥则为瘖俳。河间曰：将息失宜，阴虚阳实，故心神昏冒而猝倒无知也。东垣曰：人年逾四旬则气衰，而七情六欲伤其气，多有此症。若壮盛肥人或有之，亦是形虚气衰耳。丹溪谓南方湿土生痰，病在左，属血虚挟瘀；病在右，属气虚挟痰。景岳谓此症是阳气暴脱之候。汗出者，营卫之气脱；遗尿者，命门之气脱；口开不合，阳明经气之脱；流涎者，太阴脏气之脱；瘫软者，肝脾之气败；昏倦无知，语言不出者，神败于心，精败于肾也。若无痰气阻塞，必先以大剂参附峻补元气，随用地黄、归、杞等填补真阴，以培其本。

若仅口眼歪邪，半身不遂，及四肢无力，掉摇拘挛瘈疭者，皆筋骨之病也。肝主筋，肾主骨，肝藏血，肾藏精，精血亏损，不能滋养百骸。当养血以除燥。《经》所谓足得血而能步，掌得血而能握也。然血非气不行，气非血不化，血中无气，则病为纵缓，气中无血，则病为拘挛，宜小营煎、大营煎、十全大补汤之类。若麻木不仁，亦因血气不至，只宜培养气血。

如猝倒不醒，无痰气者，但扶定掐其人中，以姜汤徐徐灌之。若无痰而息微脉弱，急以独参汤或淡姜汤灌之。

如有痰而不甚，用白汤送抱龙一丸，俟痰气稍开，便当除其病本。

若痰甚者，用淡姜盐汤灌之，以鹅翎代指探吐，或以胆星一钱，姜汤调下即苏。

其久之不醒，牙关不开者，以生半夏、牙皂、细辛末吹鼻，有嚏则生。如死症已具，而痰声辘辘于喉间者，吐亦无益，且形气大虚者，亦不可吐。

若气壅喘满者，淡姜汤送下苏合丸。

有寒厥症，一名阴厥，其症肢冷脉沉，语涩拘急，急用葱白一握，捣炒熨脐下，冷则更替。寒微者，宜温胃饮、八味地黄丸。寒甚者，宜右归饮、回阳饮、理中汤。其脉举指弱，按指大者生，举按俱绝者死。身冷额汗者亦死。阴厥过三日不治。

有热厥症，一名阳厥，即酒厥、煎厥之类。必先多热症，脉必滑数，手足扬掉，或便秘昏冒，火甚者，用抽薪饮、白虎汤。火微者，宜兼养阴，一阴煎、二阴煎之属。若夏月猝倒抽搐，或烦渴者，暑风也，香薷饮。气虚者，宜生脉散，或竹叶石膏汤加人参。

又有气厥症，宜分虚实。气虚猝倒者，形气索然，身冷脉微或遗尿自汗，即气脱症也，宜大补元煎。甚者，以河间地黄饮子及回阳饮救之。气实而厥者，其形气愤然勃然，胸膈喘满，此气逆症也，即肝厥、薄厥之类。《经》云：大怒则形气绝，而血菀于上。治宜苏合丸、化肝煎、排气饮、四磨饮等，先顺其气而调理之。若元气本虚者，勿过行气开滞。

又有血厥症，亦宜分虚实。血虚而厥者，如大崩大吐，或纵情竭欲，产血大去等，此血脱症也。血既脱，则气亦随之。急用人参一、二两煎汤灌之，气复则苏，所谓血脱益气也。若兼用血药，则气散而无所主矣。苏后宜大补气血。血实而厥者，《经》所谓大怒伤肝，血之与气，并走于上也，此血逆症也。应与气逆参看，夫血因气逆，必先理其气，宜用通瘀煎或化肝煎主之。如血因欲火内炽，或乘酒而升，甚至汗喘衄咳，此皆阴火上冲，必先制火，以抑其势，宜清化饮、四阴煎、一阴煎之属。若阴竭于下，火不归原，别无烦热脉症者，非镇阴煎不可。

更有食后发厥，口不能言，肢不能举，痛连胸膈，尺脉全无，此因抑遏肝胆之气，不得上升，阳气不舒，下焦隔绝，急用烧盐冲滚水调饮，以指探吐，名烧盐探吐法。或炒盐绢包，乘热熨痛处，冷则更换，或将麸皮生姜捣烂，并炒亦佳。痛定服保和丸。

此外有猝中外邪不正之气，名曰尸厥，忽然面目青黑，口噤妄言，或痰涌昏迷，察其实则苏合丸，虚则参附回阳散。

又有蛔厥者，唇红吐沫，心腹大痛，虫长一尺，贯胃则危，冲心则死。急以花椒汤止其痛，再服乌梅丸。

笔花氏曰：《内经》之言中风，本甚详明，即仲景经络脏腑之说，亦谓风邪由渐而入，自属切中病情。奈后世以厥逆猝倒，混入中风，则内伤诸症，竟可以风邪中脏治之，所误诚非浅鲜。幸景岳以外感内伤，分晰明确，且以在浅不治，渐入于深等句，疏解其义，独得《内经》变化乃为他病，及不去则传舍于某某之旨，而与仲景在络、在经、入腑、入脏，字字俱有着落，真幽室中一明灯也。愚按：风性善入而动，受之浅者，不过头痛咳嗽；深者，由皮毛而入经络，变症百出。何必如河间、东垣、丹溪之言，因火因气因痰而后为患耶！且仲景言中风用桂枝汤，祇有太阳一经。若果有直中三阴，何不与伤寒并列？则中脏之说，亦难取信。至闭脱二症，尤有可疑。风属阳而性善窜，方将多泪、流涕、发泻，岂肯自闭其门户。若风能脱人，唯肝木乘脾，吐泻气脱者有之，然此系内风，并非外感，况所治之方，一三化汤，攻实热者也，一理中汤，救虚寒者也，均与风病无涉。则闭与脱仍属火症、虚症，何必牵言中风、中脏耶？鄙意痹症言在皮肤者轻，在筋骨者重，入脏腑者尤重。多热方是阳症，无热便是阴症。数语足尽中风之义。故病浅者宜驱风，深者搜风中兼顾气血。至于猝倒昏聩，并无外感，则竟从厥逆中论治，余尝屡用屡验矣。

中风厥逆汤头

桂枝汤治太阳风，赤芍桂甘姜枣从。

千金小续命汤芩防己，官桂麻黄防附子。人参芍药及杏仁，甘草川芎同姜煮。

疏风汤，用麻黄，杏仁益智升麻当。

三化汤，用厚朴，大黄枳实加羌活。

麻仁丸用朴杏仁，枳实大黄芍药成。

大秦艽汤用生熟，归芍芎防芩羌独。石膏炙草共细辛，白芷秦艽苓白术。

羌活愈风四物防，参芪苓草桂辛苍，黄芩地骨柴胡壳，杜仲前胡菊薄将，夏朴石膏生地杞，秦艽独芷蔓麻黄。

苏合丸用麝檀沉，熏陆木香香附丁，荜术诃犀朱龙脑，苏合油共安息成。

三生饮用南星姜，生附川乌共木香。

理中汤用参术姜，炙草还加制附刚。

葛根汤阳明，升麻赤芍荆，秦苏甘白芷，加减视寒温。

小柴胡汤赤芍芩，枣姜甘草夏人参。

牛黄丸[①]用麝脑雄，芎归白蔹芍防风，犀羚杏麦柴芩桔，黄卷阿胶神曲从，肉桂蒲黄山药枣，干姜金箔四君同。

四物汤治血，芎归熟地芍。

四君子汤中和义，参术茯苓甘草比。

麻黄汤治太阳寒，杏仁甘草桂枝煎。

麻桂饮用麻黄桂，当归炙草陈皮配。

五积散，参苓夏，陈甘枳朴苍，麻黄归芍桂，芎芷桔干姜。

小营煎用归熟地，芍药山药炙草杞。

大营煎用地归杞，杜仲肉桂甘牛膝。

十全大补八珍齐，再添肉桂与黄芪。

抱龙丸用胆星麝，天竺雄黄辰砂配。

温胃饮用参术陈，扁豆干姜归草能。

地黄丸即六味地黄汤。

右归饮地萸杞好，附桂杜仲山药草，气虚参术干姜找。

回阳饮用参附归，熟地干姜甘草炙。

抽薪饮用芩柏栀，泽枳甘通石斛宜。

白虎汤治阳明热，知母石膏糯甘得。

一阴煎用生熟地，丹参冬芍牛甘记。

① 牛黄丸：此指牛黄清心丸。方中“黄卷”即大豆黄卷。

二阴煎用生地冬，玄参苓枣草连通。

香薷饮，用扁豆，厚朴香薷甘草凑。

生脉散治热伤气，人参麦冬北五味。

竹叶石膏汤最凉，夏麦参甘粳米将。

大补元煎参熟山，萸杞当归杜仲甘。

地黄饮子熟巴萸，附桂苁蓉苓远俱，五味麦冬菖蒲斛，少加姜枣薄荷齐。

化肝煎用青陈芍，丹栀泽贝添白芥。

排气饮，用木藿，香附泽枳陈乌朴。

四磨饮，用沉香，乌药枳实与槟榔。

通瘀煎泻香附查，乌青归尾木红花。

清化饮用冬芍丹，苓芩生地石斛煎。

四阴煎用生地麦，沙参苓草百合芍。

镇阴煎，熟地膝，附桂泽泻炙草的。

保和丸用曲楂苓，连翘莱菔半夏陈。

乌梅丸内桂枝辛，连柏姜椒归附参。

痉附：瘈疭、颤振、拘挛

《经》云：诸痉项强，皆属于湿，诸暴强直，皆属于风。又云：邪客于足太阳之络，令人拘挛背急，引胁而痛。又云：督脉为病，脊强反折。仲景谓太阳病，发热无汗，反恶寒者为刚痉。太阳病发热汗出，不恶寒者为柔痉。太阳病发汗太多则痉，风病下之则痉，疮家发汗则痉。太阳痉，身强脉沉迟者，用栝蒌桂枝汤取微汗。治刚痉无汗者，葛根汤。治胸满口噤，卧不着席，脚挛齘齿者，大承气汤。仲景只出此太阳阳明实邪三方，而不及治三阴虚症者，此痉脉皆弦劲伏匿，症多反张厥逆，攻发之方难。而温散之方易也[①]。

王海藏[②]治刚痉，用神术汤加羌、独、麻黄，治柔痉用白术汤加桂心、黄芪[③]。陈无择谓痉症多由亡血，筋无所营，故邪得而袭之。凡汗下过多，及大病后多致斯疾。

景岳曰：足太阳之筋病，脊反折，项筋急；足少阴之筋病，主痫瘛及痉。阳病者，腰反折不能俯；阴病者，不能仰。故痉乃太阳少阴之病也。盖肾与膀胱相表里，膀胱为津液之腑，而肾为藏精之脏，病在二经，水亏可知。治此者，当以真阴为本。凡痉症脉洪滑有火者，一阴煎；火甚阴涸者，玉女煎；痰甚者，清膈煎；有表邪者，三柴胡饮；多汗者，小建中汤加人参；泄泻者，温胃饮；泻止而痉者，五福饮；若大虚脉沉细者，大补元煎。

附：瘛疭

瘛者，筋脉拘急也；疭者，筋脉弛纵也。俗谓之搐。暴病得之为风痰，及肝火袭于经脉；久病得之，亦

① 此段是作者按语。原文是双行小字。
② 王海藏：即王好古，字进之，号海藏。
③ 见《阴证略例·海藏老人阴证例总论》。

属痰火乘虚肆虐。治新病脉满实者，搜涤风痰为主；治久病，必补中寓搜。总之，脉虚缓者可治，脉弦急者难愈。

附：颤振

《经》云：诸风掉眩，皆属于肝。若寒气客于皮肤，阴气盛，阳气虚，则为颤振。有头动而手不动者。木盛则生风、生火，上冲于头也。若散于四末，则手足动而头不动矣。肝经实热者，泻青丸；虚热者，六味丸。肝木虚弱者，逍遥散，加参、术、钩藤。挟痰者，加竹沥。脾胃虚者，六君子加芎、归、钩藤。多汗加芪、附。心血虚者，平补镇心丹。心经虚热者，导赤散。

附：拘挛

拘挛属肝，肝主筋也。人但知挛为寒症，而不知亦有血枯而热者。盖寒则胫逆而痛，桂枝汤。热则胫逆而枯，六味加牛膝、当归。若湿热下注，则疼肿便秘，羌活胜湿汤。至虚风袭于经脉，手足短缩，爪甲唇青，腹痛转筋者，木瓜散。

循衣撮空：

循衣撮空摸床，多是大虚之候，不问杂病伤寒，以大补投之，多有得生者。古人谓肝热风淫末疾，故手为之循撮，其人必谵语妄言。《经》云：肺入火为谵妄也。若妇人脱血枯燥，扬手掷足者，生地黄连汤主之。热极神昏，便闭喘满者，凉膈、承气等下之。若气虚而热乘肺金者，升阳散火汤。

笔花氏曰：痉症之病在筋脉，其原由于血液，陈氏谓亡血筋无所营。一语足以破的，惟其间有寒、有热、有痰、有火，自当于养阴中随症加减。又考《内经》因于湿，首如裹。诸痉项强，皆属于湿之论。因悟疮家发汗则痉之旨。疮家本湿毒内蕴，又脓出阴枯，经络素空，一发其汗，则湿气乘虚入络，关节不利，变而成痉。则痉亦有因湿误汗而成者，不必定属疮家也。凡湿温之忌发汗，亦此意也。其在大病后、泄后、产后者，半属气血垂脱，非峻补不能救。古方用附子、白术、桂心、归、芪通治三阴，似不若加杞、菟、鹿胶、补骨之属，兼填督脉。其并非大病后者，宜养营、润燥、柔肝为主。景岳谓此症所急在元气，元气复则血脉行。审其别无外邪，更宜益气，如人参养营、十全大补，皆一定之治也。

痉症汤头

栝蒌桂枝汤姜枣，桂枝芍药栝蒌草。

葛根汤用葛麻黄，桂芍甘草枣生姜。

大承气汤用芒硝，枳实大黄厚朴饶。

神术汤，用苍术，防风甘草加葱白。

白术汤中用防风，白术甘草生姜同。

一阴煎用生熟地，丹参冬芍牛甘记。

玉女煎，用熟地，石膏麦冬知母膝。

清膈煎用陈贝木，胆星海石白芥错。

三柴胡饮用柴陈，芍药归甘生姜成。

小建中汤芍桂枝，甘草饴糖姜枣施。

温胃饮用参术陈，扁豆干姜归草能。

五福饮用参熟地，当归白术炙草记。

大补元煎参熟山，萸杞当归杜仲甘。

泻青丸用羌栀芎，大黄龙胆归防风。

六味地黄汤，山山熟地黄，丹苓兼泽泻，八味附桂相。

逍遥散用柴归芍，苓术陈甘煨姜薄。

六君子汤治虚痰，四君又加陈半添。

平补镇心丹，苓神熟麦天，山参龙齿远，朱枣味车前。

导赤散用麦木通，生地甘草竹叶同。

桂枝汤治太阳风，赤芍桂甘姜枣从。

羌活胜湿汤防风，羌独藁本蔓草芎。

木瓜散，用虎胫，参草当归桑寄生，酸枣五加姜五片，木瓜黄芪柏子仁。

生地黄连汤，赤芍归芎芩栀防。

凉膈散用翘芩实，山栀前甘大黄薄。

升阳散火汤，升葛羌独防，人参柴芍药，生炙草加姜。

人参养营苓术草，芪归陈地桂心好，五味白芍远志姜，再加三枚黑大枣。

十全大补八珍齐，再添肉桂与黄芪。

眩运①

《经》云：上气不足，脑为之不满，耳为之鸣，头为之倾，目为之眩。又曰：上虚则眩，上盛则热痛。髓海不足，则脑转耳鸣，胫痠眩冒，目无所见，懈怠多卧。又曰，督脉虚则头重，高摇之。又曰：精脱者耳聋，气脱者目不明。可见眩运一症，虚者居其八九，而兼痰兼火者，不过十中之一、二耳。惟河间谓诸风掉眩，皆属肝木，金衰不能制木，而木复生火，故风火为之旋转也。丹溪谓痰在上，火在下，无痰不能作眩。虽因风、因气虚，亦宜兼治其痰。然头痛为上实症，头眩为上虚症。而上虚不能无涉于下，上虚者，阳中之阳虚也，宜补其气，四君、六君、归脾汤之属；下虚者，阴中之阳虚也，宜补其精，五福、七福、右归、四物之属。若实有火者宜清，痰者宜降，气者宜顺，湿者宜渗。治法备矣。

笔花氏曰：眩晕有阳虚，有阴虚，有痰火，有湿热，有风邪，有七情郁结。然无论外感内伤，无不挟痰火而作。丹溪以大黄酒炒三次为末，茶送，治其实也。若气血虚者，则唯鹿茸五钱，酒煎去滓，少加麝香，冲服必效。若早起眩晕，是胃中老痰，以黑锡丹下之。因

① 运：通“晕”。

房劳过度，气不归原，六味加沉香、鹿茸。大约肥人以清痰降火而兼补气，瘦人以滋阴降火而带抑肝，无有不应者。

眩晕汤头

四君子汤中和义，参术茯苓甘草比。益以夏陈名六君，却痰补气阳虚饵，除却半夏名异功，或加香砂胃寒使。

归脾汤用四君远，芪归木香枣仁眼。①

五福饮用参熟地，当归白术炙草记。

七福饮用枣仁归，远志参甘地术为。

右归熟地萸杞好，附桂杜仲山药草，气虚参术干姜找。

四物汤治血，芎归熟地芍。

黑锡丹并杵硫黄，附桂补骨木沉香。葫芦巴同阳起石，金铃肉果共茴香。

六味地黄汤，山山熟地黄，丹苓兼泽泻，八味附桂相。

怔　忡惊恐

怔忡之病，《经》曰：胃之大络，名曰虚里，贯膈

① 眼：原作远，据前诸郁汤头中归脾歌诀改。

络肺，出于左乳下，其动应衣，宗气泄也。其症心胸筑筑振动，惶惶惕惕，无时得宁是也。自仲景始，有动气在上下左右之辨，谓皆不可汗下。良由阴虚于下，宗气无根而气不归原。故在上则浮撼于胸臆，在下则振动于脐旁。患此者，速宜养气养精，滋培根本。若误认为痰火，则速其危矣。治宜七福饮及大补元煎、理阴煎之类。若心虚挟痰，则定志丸加半夏、橘红。水停心悸者，外台茯苓饮。寒痰停蓄者，姜术汤。

惊恐之症，《经》云：肝虚则目䀮䀮无所见，耳无所闻，善恐，如人将捕之。又曰：阳明厥，恶人与火，闻木音则惕然而惊者，阳气与阴气相薄，水火相恶，故惕然而惊。惊则心无所倚，神无所归，虑无所定，故气乱。恐则精却，上焦闭，气还，下焦胀，则气不行。此症虽有感自外邪，然非肝胆之气不足，则亦不易惊也。宜安养心神为主，安神丸、十全大补汤。心气稍热者，朱砂安神丸。此治法也。然而惊则气乱，恐则气下，惊出于暂，犹易于复，恐积于渐，甚不可解。且心怯则神伤，精却则阳痿，日消月缩，不亡何待？徒资药力无益也。惟恃大勇大断者，壮其胆，方能拔其病根。

笔花氏曰：怔忡，虚症也。古无是名，自《内经》有其动应衣一语，而仲景始有不可汗下之论。总由阴虚劳损，气不归原所致。宜节欲节劳以养精气。治法或先气而后精，或先精而后气，且兼热者宜清，兼寒者宜暖。又当因情酌用也。至于惊恐，亦全属虚症。有触而怯者为惊，无触而怯者为恐。症虽由肝，总归心病，天王补心丹、酸枣仁汤，皆要药也。

怔忡惊恐汤头

七福饮用枣仁归，远志参甘地术为。

大补元煎参熟山，萸杞当归杜仲甘。

理阴煎用炙草归，熟地干姜附肉桂。

定志丸用参术菖，朱砂茯远麦牛黄。

外台茯苓饮参术，生姜陈皮又枳实。

姜术汤，治寒饮，桂夏苓甘大枣等。

秘旨安神参枣仁，半夏当归与茯神，橘红炙草五味子，生姜汤下镇神魂。

朱砂安神能治心，生地归甘黄连真。

十全大补八珍齐，再添肉桂与黄芪。

天王补心丹，参苓味远玄，枣仁天麦梗，柏子地归丹。

酸枣仁汤远苓神，参芪莲肉草归陈。

不　寐

《经》云：卫气昼行于阳，夜行于阴。今卫气不得入于阴，而常留于阳。使阳气满，则阳跻盛而阴气虚，故目不瞑矣，饮以半夏汤而卧。又曰：不得卧而息有音者，是阳明之逆也，故胃不和则卧不安。又曰：肺者，脏之盖也。肺气盛，则脉大不得偃卧。又曰：壮者肌肉滑，气道通，营卫之行，不失其常，故昼精而夜瞑；老者肌肉枯，气道涩，营气衰少，而卫气内伐，故昼不精，夜不瞑。其饮浓茶而不寐，心有事而不寐者，以心气之被伐也。盖心藏神，卫主气，卫气入阴则静而寐，正以阳有所归，故神安而寐也。而浓茶以阴寒之性，制其元阳，则神索不安。心为事扰，则神动而不静，故不得寐也。大凡寐主乎神，神安则寐，神不安则不寐。其所以不安者，一由邪气之扰，一由营气之不足耳。如风寒疟疾之不寐，外邪之扰也。痰火、水气、食积、忿怒之不寐，内邪之扰也。舍此则凡思虑、劳倦、惊恐、忧疑，及年老体弱之不寐者，总属真阴精血之不足，阴阳不交，而神不安其宅耳。邪者去之，虚者养之，治法无余蕴矣。

笔花氏曰：《经》云：胃不和则卧不安。又云：犯贼风虚邪者，阳受之，则入六腑，身热不时卧，上为喘呼。可见外而风寒邪热，暑气乘心，内而饮食湿痰，水饮滞胃，皆使不寐，宜各去其病因而神自定矣。更有思虑太过，心血空虚，怵惕为常，梦魂惊悸，此因水火失济，神不能藏，惟宜大养元阴，兼培正气，庶几神安其室，而一觉黑甜，飘飘乎不知所止矣。

不寐汤头

半夏汤用长流水，秫米半夏同煮美。

癫狂

《经》云：邪入于阳则狂，邪入于阴则痹。搏阳则癫，搏阴则瘖。《本神篇》云：肝悲哀动中则伤魂，狂忘不精。肺喜乐无极则伤魄，狂而意不存人。又云：足阳明之脉病，甚则弃衣而走，登高而呼，妄言骂詈，不避亲疏，不欲食。又云：重阳者狂，重阴者癫[1]。

癫即痫也，与狂不同。癫疾始生，先不乐，头重痛，目赤心烦，忽然僵仆，常昏多倦而静。狂病始生，先自悲，少卧，不饥，笑歌詈詈[2]，妄见妄闻，常醒多怒而暴，此阴阳寒热之辨也。

癫病多由痰气壅闭心窍，倏病倏已。若气滞，宜四磨饮、牛黄丸、苏合丸等。痰甚用清膈煎、抱龙丸、朱砂安神丸等。狂病多因肝火，邪乘于心，则神魂不守；乘于胃，则横暴刚强，宜抽薪饮、服蛮煎、白虎汤、凉膈散等，或铁落饮亦佳。

其有痴呆症，平素无痰，因郁结不遂，而言辞颠倒，举动不经，皆心与肝胆气有不清而然，若壮实者，以服蛮煎治之。

丹溪治癫狂[3]以行痰为主，用黄连、南星、瓜蒌、

---

① 见《难经·二十难》。
② 詈詈：疑为骂詈之误。
③ 见《丹溪心法·癫狂》

半夏等随症而治。有热，以凉药清其心；有痰，必用吐法。狂邪太甚，研苦参为丸治之。痫症眩仆㖞斜，作五畜声，定痫丸治之，愈后河车丸。

笔花氏曰：癫者神呆，狂则躁妄。而痫则昏晕吐涎，总不外乎痰迷心络。然癫属阴静，不免神志之虚；狂属阳动，必挟升阳之火。宜清宜补，未可混施。若痫则显属痰郁，发为五畜之声，古人听其声以别五脏，亦不过取其意耳。全在初发时及早开痰，扶正，加意图治收功。若延日久，痰固结而病沉痼，不可为已。

《脉要精微论》云：衣被不敛，言语善恶不避亲疏者，此神明之乱也。门人韩之畿识。

癫狂汤头

四磨饮，用沉香，乌药枳实与槟榔。

牛黄丸用胆全蝎，麻附蚕防麝蝉蜕。

苏合丸用麝檀沉，薰陆木香香附丁。荜术诃犀朱龙脑，苏合油共安息成。

清膈煎用陈贝木，胆星海石白芥错。

抱龙丸用胆星麝，天竺雄黄辰砂配。

朱砂安神能治心，生地归甘黄连真。

抽薪饮用芩柏栀，泽枳甘通石斛宜。

服蛮煎用地芍茯，菖母丹陈通麦斛。

白虎汤治阳明热，知母石膏糯甘得。

凉膈散用翘芩实，山栀前甘大黄薄。

铁落饮苓神，玄丹贝胆星，蒲翘天麦橘，朱远共钩藤。

定痫丸半陈，天麻贝苓神，胆麦蒲虫远，砂蝎珀丹参。

河车丸，用人参，丹参远志兼苓神。

疝

《经》云：任脉为病，男子内结七疝，女子带下瘕聚。又云：督脉生病，从少腹上冲心而痛，不得前后，为冲疝。又云：足厥阴之别，循胫上睾结于茎，其气逆，则睾肿卒疝，实则挺长，虚则暴痒。又云：足厥阴之筋病，阴器不用，伤于内则不起，伤于寒则阴缩入，伤于热则纵挺不收。又曰：小肠病者，小腹痛，腰脊控睾而痛，时窘之后。

凡小腹睾丸为肿为痛，止作无时者，皆为疝。七疝者，寒、水、筋、血、气、狐、癞也。虽诸经各有致病之由，而总不离乎厥阴，因其筋聚于阴器也。寒疝者，囊硬如石，阴茎不举，控睾丸而痛，寒也，宜温之。水疝者，囊肿阴汗，或状如水晶，痒而出水，风湿也，宜逐水。筋疝者，茎肿胀痛痒，或溃脓，筋缩挺纵，或精随溲下，房劳也，宜清心。血疝者，状如黄瓜，在少腹两旁横骨之中，俗云便痈，因燠气流溢，结成痈肿也，宜和血。气疝者，状连肾区，下及阴囊，因悲怒气郁而胀也，宜散气。狐疝者，状如瓦，卧入小腹，行立则出小腹，入囊中，宜逐气流经。㿗疝者，囊肿如升斗，不痒不痛，受湿也，宜去湿。

疝症有寒有热，然必先受寒湿，郁久而化热。初受之邪，当以温经、散寒、行气、除湿为主，切勿早用寒凉。且治疝必兼治气，如暴痛及痛甚者，荔香散、天台乌药散、暖肝煎皆可酌用。若火邪聚于阴分，必有热症、热脉，而为热疝作痛，宜用大分清饮。又湿疝必重坠胀满，宜治湿理气，用五苓、四苓等。若血结少腹，则为血疝，痛处必硬而有形，大便黑色，宜桃仁煎主之。更有因色欲而发者，阴虚也，六味、八味加茴香、枸杞之属。

此外有虽痛而不引睾丸者，皆非疝也。如肠中走气作声而痛，盘肠气也；少腹阴囊，手按作响痛，小便涩者，膀胱气也；脐旁一梗，升上钓痛，矢气则快者，小肠气也；小腹下注，上奔心腹急痛者，肾气也；阴子偏大小者，偏坠也；阴子硬大不痛者，木肾气也。俱因热郁于中，寒束于外，并宜神效汤。

笔花氏曰：疝症痛引睾丸，总不离乎阴厥，治法宜分气血，气则游走不定，血则凝聚不散，通以橘核丸为主而加减之。

疝症汤头

荔香散用荔茴，好酒调服二钱灰。

天台乌药散良姜，巴楝青槟茴木香。

暖肝煎用桂沉香，归杞茴苓乌药姜。

大分清饮二苓通，车泽山栀枳壳从。

五苓散本四苓，猪赤泻术加桂成。

桃仁煎共为末，大黄虻虫朴硝得。治血瘕最妙

六味地黄汤，山山熟地黄，丹苓兼泽泻，八味附桂相。

神效汤用大茴，延胡益智木香归，香附黑栀姜苍术，川乌砂草酒吴萸，瘀胀桃红共乳没，肾气上冲陈壳该。

橘核丸用木茴香，香附桃楂楝红良。

卷四 火属

温 病附：冬温、温疟

《经》云：冬伤于寒，春必病温。又曰：凡伤于寒而成温者，先夏至日为病温，后夏至日为病热，凡伏气之病，虽感于冬，将发时或又外感，必先头痛恶寒而后热壮。总之，无外感者，宜以黄芩汤为主。兼外感者，必加柴胡，及本经药，断无发汗之理。

仲景曰：太阳病发热而渴，不恶寒者为温病。若发汗已，身灼热者，名曰风温。风温为病，脉阴阳俱浮，自汗出，身重，多睡眠，鼻息必鼾，语言难出。

太阳与少阳合病，自下利者，黄芩汤。呕者，加半夏生姜。若三阳合病，脉浮大，上关上，但欲眠睡，目合则汗。小柴胡去参、姜、半夏，加芍药主之。

少阴病二三曰，咽痛，可与甘草汤。不愈，桔梗汤。

少阴病，得之二三日以上，心烦不得卧，黄连阿胶汤。

周禹载[①]云：春温少阳阳明合病，里病多者，承气汤。三阳合病，大柴胡汤。少阳症两额旁痛，寒热口苦，宜小柴胡去参、姜、半夏，加栝蒌根。感邪头痛如破者，葛根葱白汤，邪散仍用黄芩汤。脉洪数，谵语，热在三焦也，三黄石膏汤，下后复热，再下之。若腹满烦渴，脉沉实者，三承气汤，合黄连解毒汤选用。风温误汗者，勉用麻黄升麻汤去二麻、姜、术。

附：冬温

冬令非时而暖，即为不正之气，不藏精者，受之即发，名曰冬温。脉寸洪尺数，烦呕身热，不恶寒，或头疼身重咳嗽，阳旦汤加桔梗、茯苓。若有食滞，加厚朴、黄芩。若误认伤寒而发汗，致发斑毒者，升麻葛根汤加犀角、玄参。躁闷者，三黄石膏汤。

附：温疟

春温未愈，复感作寒热，曰温疟。其症寒热交作，胸胁满，烦渴而呕，微恶寒，小柴胡去参、夏，加栝蒌根、石膏。若无寒但热，其脉平，骨节烦疼，时呕者，黄芩加生姜汤。

笔花氏曰：春温，伏气之病也。寒邪内伏既久，已化为火，至春而发，为温病；至夏而发，为热病。故初发时不恶寒者，表无邪也；即口渴者，里有热也。非若伤寒初作，邪尚在表，恶寒不渴，可以表药发汗也。温

---

① 周禹载：即周扬俊，字禹载。清代医家。

症误发其汗，则内火愈炽，燔灼津枯，多至不救。仲景谓“一逆尚引日，再逆促命期”是也。仲景用黄芩汤为主，《心悟》[1]用柴葛解肌汤。其间生地、贝母、葛根以生津液，黄芩、知母以清里热，赤芍、丹皮泻血中伏火，柴胡、葛根通内外之路，真良法也，治温疟亦同此意。

温病汤头

黄芩汤，重黄芩，芍药甘草大枣平。

甘草汤，治咽痛，二两甘草已足供。

桔梗汤，甘草共桔梗。

黄连阿胶汤，黄芩芍药鸡子黄。

大柴胡汤治太阴，大黄芍药甘草芩。

葛根葱白汤，芍药知母川芎姜。

三黄石膏汤，芩连与麻黄，石膏栀子柏，葱白香豉姜。

黄连解毒汤黄连，芩柏山栀一并煎。

麻黄升麻汤，桂枝石膏苓，天冬归芍草，玉竹母黄芩。此方去二麻方可治春温

阳旦汤，桂枝芍，甘草黄芩姜枣叶。

升麻葛根汤，升葛赤芍荆，秦苏甘白芷，加减视寒温。

---

① 《心悟》：即《医学心悟》。

黄芩加生姜汤，黄芩芍药枣甘良。

小柴胡汤赤芍芩，枣姜甘草夏人参。

柴葛解肌汤芩丹，知贝生地赤芍甘。

承气汤，用芒硝，枳实大黄厚朴饶。小承气去芒硝；调胃承气去枳朴。

时疫

《经》云：五疫之至，皆相染易，正气存内，邪不可干，避其毒气。古法谓瘟疫在三阳者多，三阴者少。

吴又可[①]曰：疫疠之邪，由口鼻而入，舍于伏脊之内，去表不远，附胃亦近。《内经》所谓横连膜原也。其热淫之气，浮越于某经，即显某经之症。如在太阳，则头项痛，腰脊强；在阳明则目痛，眉棱骨痛，鼻干；在少阳则胁痛，耳聋，寒热，呕而口苦是也。其感之深者，中而即发；感之浅者，或遇饥饱劳役，有触而发。其始也，格阳于内，故先凛凛恶寒，甚则四肢厥逆，至阳气渐通，则中外皆热矣。此际邪伏膜原，纵使有汗，热不得解，必俟伏邪渐退，表气潜行于内，乃作大战，大汗淋漓，脉静身凉而愈矣。若伏邪未尽，必复发热，方显变症，或从外解，或从内陷。外解易治，内陷难治。

① 吴又可：即吴有性，字又可。明末医学家。

温疫初起，先憎寒而后发热，日后但热而不憎寒，初得之二三日，头疼身痛，其脉不浮不沉而数，日晡益热，宜达原饮。

感之轻者，必从汗解，重者舌苔如积粉，服达原饮后，反从内陷，舌变黄色，膈满渴躁，此邪毒入胃也，前方加大黄下之。若热渴稍减，午后复加热躁，而舌变黑刺，鼻如烟煤者，此邪毒复瘀到胃，急投大承气汤而热渐退。此传变既速，用药不得不紧，缓则不及矣。

疫症舌上白苔者，邪在膜原也，若舌根黄至中央，乃邪渐入胃，设有三阳现症，或兼里症，用达原三消饮，随症加减。

若热邪散漫，脉洪数，身热，大渴大汗，白虎汤主之。

里症下后，脉浮而神思不清者，白虎汤。浮而空者，加人参。

下后不得汗，脉复沉数者，复瘀到胃也，宜更下之。

大凡温疫，但见舌黄心腹痞满，便于达原饮加大黄下之，盖邪在膜原，已有行动之机，得大黄促之而下，即使未愈，邪亦不能久羁。二三日后，余邪入胃，仍用小承气撤其余毒。

普明子曰：疫邪来路两条，凡天行之邪，从经络而入，其症头痛发热，宜微散，以香苏散、普济消毒饮等散之。若病气传染，从口鼻而入，其病呕恶胸满，宜解秽，以神术散，或藿香正气散等和之。若两路之邪，归并于里，腹胀满闷，谵语发狂，唇焦口渴，治疫清凉饮清之。便闭者，加大黄下之，其内人中黄一味，乃退热解秽之灵丹也。气虚者，更以补法驾驭其间，自无不效。

笔花氏曰：吴又可治疫之达原饮，专主透邪，而力太猛峻，实者宜之，虚者不免过耗元气矣。他如景岳、嘉言之治，各有所偏，恐其留邪未尽，亦防养痈成患。唯普明子之论最为精当，所分来路两条，及分治合治之方，更及补法，无余蕴矣。

时疫汤头

达原饮用槟草果，芩芍厚朴甘知母。

大承气汤用芒硝，枳实大黄厚朴饶。

达原三消饮，槟果朴大黄，柴葛甘知母，黄芩白芍姜。

白虎汤治阳明热，知母石膏糯甘得。

小承气汤即大承气汤除芒硝。

香苏散，用苏叶，香附甘陈姜枣啜。

普济消毒治大头，芩连大力橘红求。翘结[1]玄参紫[2]马勃，升麻甘草薄荷稠。

---

① 结：疑为“桔”之误，即“桔梗”。
② 紫：疑为“柴”之误。即“柴胡”。

神术散用平胃全，藿香砂仁一同研。

藿香正气芷腹苓，半朴苍苏枳草陈。

治疫清凉饮，丹参知贝翘，中黄紫赤芍，荷叶与秦艽。

湿温

《经》云：诸湿肿满，皆属于脾。土湿受邪，脾病生焉。又曰：地之湿气，感则害人皮肉筋脉。又曰：其多汗而濡者，此逢湿甚也。

《活人书》[①] 曰：先伤于湿，后中于暑，名曰湿温。其症两胫逆冷，胸满，头目痛，妄言多汗。盖湿得暑邪，遏抑阳气，故胫冷而腹满。暑挟湿邪，郁蒸为热，故头痛妄言多汗。其脉阳濡而弱，阴小而急。浮为阳，沉为阴。罗谦甫[②]云：濡弱见于阳部，湿搏暑也；小急见于阴部，暑搏湿也。湿伤血分则必小急；暑伤气分则必濡弱。切不可发汗，汗之名重暍，死。治宜苍术白虎汤。如有寒热外邪，加辛凉表药一二味。

若湿气胜，一身尽痛，小便不利，大便反快者，前方加茵陈、香薷。

若有寒物停滞，及中寒宜温，必小便清白，然后可用。如赤涩而少，断不可用通，宜十味香薷饮等酌用。

---

① 《活人书》：即《伤寒类证活人书》，宋·朱肱撰。

② 罗谦甫：即罗天益，字谦甫。元代医学家。

凡阴病厥冷，两臂皆冷，独湿温则胫冷臂不冷，则非下厥上行，阳微寒厥也，宜五苓合白虎等。

若湿温之邪，阻塞肺卫，致头胀耳聋、咽痛呕逆等症，宜清上焦，用连翘桔梗汤。有秽气者，加郁金、降香以逐之。

其有陷入心胞，神昏肢冷，将传痉厥，用犀角、翘心、玄参、菖蒲等煎服，送下至宝丹。若秽湿之气，弥漫三焦，致脘腹胀闷，大便不爽，藿香正气散治之。

若邪入经络，寒战热炽，骨节烦疼者，用防己山栀苡杏汤，甚则加桂枝、川乌、蒺藜。

笔花氏曰：湿温由暑湿相搏，大忌发汗。在上焦，则邪蒙心肺，胸满神昏，宜用轻灵芳香之味以宣通之；在中焦，则浊填脾胃，胀满多汗，宜白虎汤加苍术合正气散酌用，重则俱用至宝丹以开之；若连及下焦，身痛肢重，小水不利，兼用清利；入经络者，兼通其络；寒邪外束者，兼用辛凉。此症所重在湿，湿行则气自流通而热亦解，勿混作风温治也。

湿温汤头

苍术白虎汤苍术，知母石膏糯甘得。
十味香薷参芪术，木瓜苓陈扁甘朴。
五苓散，本四苓，猪赤泻术加桂成。
连翘桔梗滑牛蒡，射干银豉竹芦杏。
至宝丹，用牛黄，犀角朱砂安息香，

玳瑁琥珀金银箔，龙脑雄黄共麝香。

藿香正气芷腹苓，半朴苍苏桔草陈。

防己山栀苡杏汤，翘芩滑夏朴通姜。

暑

《经》云：因于暑，汗，烦则喘满，静则多言。体若燔炭，汗出而散。又曰：阳气者，卫外而为固也。炅则气泄。又云：气虚身热，得之伤暑。仲景云：太阳中暍，发热、恶寒、身重而疼痛，其脉弦细芤迟，小便已，洒洒然毛耸，手足逆冷。小有劳，身即热，口开，前板齿燥。若发其汗，则恶寒甚，加温针，则热甚。数下之，则淋甚。汗出恶寒身热而渴，白虎加人参汤主之。身热疼重而脉微弱，此夏热伤冷水，水行皮中所致，一物瓜蒂散主之。

暑有八症：脉虚、自汗、身热、背寒、面垢、烦渴、手足微冷、体重是也。

刘复真[①]曰：暑脉隐弦细芤迟，尽有三四都无脉者，被火所逼勒而伏耳。用辛寒之药，火散则脉起矣。

张凤逵[②]曰：冒暑蒸毒，从口鼻而入，直中心胞，

① 刘复真：即刘开，字立之，号复真先生。宋代医家。著有《脉诀》、《方脉举要》等书。

② 张凤逵：即张鹤腾，字凤逵。明代医家。著有《伤暑全书》。

先烦闷，后身热。入肝则眩晕顽麻，入脾则昏睡不觉，入肺则喘咳痿躄，入肾则消渴。中暑归心，神昏猝倒。伤肉分，身如针刺，或赤肿。入肠胃，腹痛恶心呕泻，久而藏伏三焦、肠胃之间，变出寒热不定、霍乱、臌胀、疟痢、下血等症，皆以清内火而兼解表。

平人偶然中暑，汗渴烦闷，或吐泻转筋，背寒指冷者，四苓散合益元散。若气血虚者受之，头重困倦，饱闷喘促，如在烟雾，宜清暑益气及清燥汤酌用。若伏暑霍乱腹痛，正气散。身热足冷势危者，五苓散下来复丹。

阳暑者，动而受暑。如农夫田野及力役之人，大渴大汗，额痛脉洪者，急作地浆水，煎苍术，入白虎汤。若远行劳役，热舍于肾，热渴喘促者，为水不胜火，补益中兼清解之。平昔阴虚多火，白虎加人参、竹叶。凡暑中太阳，汗大出，微恶寒发热，四苓散加香薷。中阳明，面赤烦渴喘急，甚则脉洪大，昏赜不省人事，宜用消暑丸。

阴暑者，避暑深堂，起居不时，汗出烦垢，腠理开则洒洒然寒，闭则热闷，此表虚挟暑也，清暑益气汤酌用。若凉亭水阁，大树浓阴之下，过受寒凉，头疼、寒热或无汗者，是感寒之类，非暑邪也，宜消暑十全散。脾弱汗多恶寒者，十味香薷饮。其过伤饮食，吐泻霍乱者，六和汤、香薷正气散。若恣啖生冷，致脾胃受寒，腹痛呕泻，脉沉紧者，宜大顺散。如吐利兼作，脉虚浮欲散者，非浆水散不救。又暑热之时，恣情房欲，兼膏粱水果杂进，致阳气不伸，无汗恶寒，面垢厥逆，或霍乱呕吐者，冷香饮子。

又有暑风者，忽然手足搐挛，或角弓反张，狂呼浪走，如中恶状，宜香薷饮加羌、防。吐加陈、藿，泻加白术，转筋加木瓜，痰加姜、夏。如腹满身重，口不仁，面垢遗溺者，此热兼暍也，用白虎汤。若风犯汗孔，体重肢麻者，此风湿相搏，益元散加葱头。若浴起当风，或冷水浸澡，坐卧湿地而病，非暑伤也，宜温散之。

更有暑毒所中，或头面咽喉赤肿，或腿足焮肿，长至数寸，头痛发热者，名曰暑疡，用败毒散，加石膏、黄连等，一剂而赤肿自消。或有遍身发泡，如碗如杯，中含臭水，名曰暑疮。此湿热泛于肌表也，用黄连入香薷饮，及解毒汤、凉膈散，外以鲜莲花瓣贴之。

更有暑痿者，湿热交蒸，膏粱子弟，阳事顿痿，宜黄连解毒合生脉散，秋风起则痊。或有不禁辛酒，火动心脾，上灼肺金，咳嗽气喘，骤然吐衄，烦渴，头目不清，名曰暑瘵，宜四物解毒增减方。河间谓：暑气之受，阴虚者，邪归营分；阳虚者，邪伤气分。故暑在上焦，宜辛凉开郁，杏翘清肺饮；暑在中焦，宜苦辛宣通法，用半夏泻心汤等；暑在下焦，宜温行寒性，桂苓甘露饮等。然治气分，用寒者，益元白虎法；用温者，二陈正气法；治营分，用清者，犀角地黄法；用补者，三才复脉法。若湿热朦混，苍术入白虎汤；秽浊壅塞，牛黄至宝等丸，皆良法也。

笔花氏曰：仲景治暑，止出二方，本属太略。东垣辈推而衍之，而有清暑益气汤、十味香薷饮之类。然此二方中俱用黄芪，其性不免呆滞。尝见有补住暑湿之邪，而始则膈满减食，继则肌削口糜，缠绵至秋冬而殒命者，不可不慎。即五苓散中之桂，苟遇暑火内炽，岂得轻用。余治暑症数十余年，每用四苓、正气、四味香薷之属，以收功者居多。《经》所谓必先岁气，毋伐天和也。至于肢冷、腹痛、霍乱、吐泻等症，昔人所称为阴暑者，皆贪风凉，嗜瓜果，恣房欲所伤，此寒症本非暑症，附、桂、干姜在所必用，又不得因炎令而禁之。盖夏用姜、附，冬用膏、黄，从人事，不从天时也。

暑症汤头

白虎汤治阳明热，知母石膏糯甘得。加苍术即苍术白虎。

一物瓜蒂汤，吐去湿热方。

四苓散用猪赤苓，泻术加桂即五苓。

益元散用朱甘滑，除却朱砂名六一。

清暑益气汤，参归芪二术，青陈曲泻甘，升葛麦味柏。

清燥汤，用何味，清暑益气去葛青，加入二苓柴连地。

藿香正气芷腹苓，半朴苍苏桔草陈。

来复丹硝石，硫黄同炒研，灵脂玄精石，青橘醋和丸。

消暑丸，姜汁糊，半夏茯苓甘草磨。

消暑十全朴，木瓜苓陈藿，香薷扁豆甘，苏叶共白术。

十味香薷参芪术，木瓜苓陈扁甘朴。

六和汤人参，扁朴甘半苓，香薷木瓜藿，姜枣杏砂仁。

大顺散用官桂末，甘杏干姜炒研合。

浆水散，用淡醋，附桂干良姜草夏。

冷香饮子生附子，生姜橘红甘草果。

香薷饮，用扁豆，厚朴香薷甘草凑。

败毒散用参苓草，羌独柴前枳壳好，川芎桔梗共牛蒡，荆防薄荷就是了。

黄连解毒汤，芩柏山栀相。此方又名三黄解毒。

凉膈散用翘芩实，山栀前甘大黄薄。

生脉散治热伤气，人参麦冬北五味。

四物解毒增减方，芩连生地麦冬当，五味贝母山栀共，甘陈梗薄茯苓长。

杏翘清肺饮，通草贝蒌薷，滑豉栀丝竹，玄荷蔻苡芦。

半夏泻心汤芩连，人参干姜半枣甘。

桂苓甘露饮白术，二苓桂泻甘寒滑。

二陈汤半陈，甘草与茯苓。

犀角地黄汤，赤芍丹皮麦冬良。

三才汤，天冬人参熟地黄。

复脉汤，用参麦，五味茯神又白芍。

牛黄丸用麝脑雄，芎归白蔹芍防风，犀羚杏麦柴芩桔，黄卷阿胶神曲从，肉桂蒲黄山药枣，干姜金箔四君同。

至宝丹，用牛黄，犀角朱砂安息香，玳瑁琥珀金银箔，龙脑雄黄共麝香。

痧 气

痧气者，经书本无其名，大约其病与瘴气[①]相类。闽广之地，近山则林菁阴冱之气，近海则蛟蜃咸潮[②]之气。虚人中之，即为受瘴。古方曾用平胃散、正气散，及生姜附子汤、苏合丸等治之。江浙之地，城市则人烟稠密，乡居则田园平坦，何瘴之有？所患者，秽恶粪臭之气，自口鼻中之，顷刻土脘郁闷，眼黑神昏，危在呼吸，名曰痧气。而肥人尤易受，夏月尤易受。其何故也？盖痧气本湿浊之气，肥人内湿素踞，一感湿浊，则痰浊互满，故见症殊速。且夏月阳气发泄，故吸受亦易

---

① 瘴气：山林间湿热蒸郁的毒气。

② 蛟蜃咸潮：是咸腥湿秽的意思。蛟（jiào），鱼类，有鳞甲，能害人。蜃（shēn），大蛤。

也。辨痧气者，以生矾恬[1]之，其舌不涩者为痧。

《经》云：邪之中人，其淫泆不可胜数。著于输之脉者，闭塞不通，孔窍干壅。又曰：夏气者，病在脏。又曰：腹满膜胀，支膈胠胁，下厥上冒，过在足太阴阳明。可见痧气之受，直入脾络，故膜胀迅速也。治此者，急宜开窍逐秽，如苏合丸、平胃散、藿香正气散、紫金锭，皆妙药也。然而脏腑之满，以药通之，经络之胀，则药力不能到，唯有另用刮痧一法最妙。

考刮痧之法：以滚水一盅，略滴香油数点，用光滑磁[2]碗一只，将碗口入汤内浸热，两手执碗，向病者背心轻轻向下刮之，由渐加重，倘碗口干冷，则再浸再刮。久之则背上发出疙瘩，其痧气寒气，即随血散而外达矣。若昏胀危迫者，先用针刺少商穴，其穴在大指甲根旁一韭叶许。亦可暂挨片刻。

其有先受寒邪而后受痧，或先受痧气，而冬月则风寒束之，夏月则贪凉与生冷遏之，此名冷痧。入愈深，则出愈难，然不离乎芳香辛散之品，以撤其蔽而通其中，俾寒去则痧亦出，万勿稍用苦寒以增其障。凡治痧，从无苦寒药也。诸泻心汤，均在禁例。俗人但畏用姜，殊属可笑。

笔花氏曰：寒暑相搏，阴阳拂逆，霍乱不出，腹大

① 恬（tiǎn 腆）：以舌接触或取物，今通作“舔”。
② 磁：通“瓷”。

痛，名绞肠痧。胸闷眼黑，神昏腹胀，或面部遍身青紫，此秽气攻心也，名乌沙胀。又有大吐大泻，脚筋内缩，此寒气也，名吊脚痧。三者不急治即死。更有邪伏阳明，闷乱躁渴，名曰瘫痧。寒冷头晕胸满，泛泛欲呕，名曰冷痧。治法总以开窍达邪为主。治绞肠痧，先以淡盐汤服后探吐，再进神香、正气等；乌沙胀，必先放血，用苏合、紫金等；吊脚痧，用木瓜汤；瘫痧，宜挑出血，服犀角大青汤加石膏、葛根之属；冷痧，用正气散。

痧气汤头

平胃散，制苍术，炙草陈皮同厚朴。

藿香正气芷腹苓，半朴苍苏桔草陈。

生姜附子汤，一枚附子十片姜。

苏合丸用麝檀沉，熏陆木香香附丁。荜术诃犀朱龙脑，苏合油共安息成。

紫金锭，用千金子，文蛤麝戟同山茨。

泻心汤，用芩连，人参干姜半枣甘。

神香散，治气痛，丁香白蔻研末共。

木瓜汤，用茴香，吴茱紫苏炙草姜。阴寒欲脱再加附桂。

升麻葛根汤，升葛芍甘尝。

犀角大青汤，玄参栀草良，升麻芩连柏，大渴石膏将。

癃闭

《经》曰：膀胱不利为癃，不约为遗溺。又曰：胞移热于膀胱，则癃，溺血。膀胱移热于小肠，膈肠不便，上为口糜。又曰：足少阴实则闭癃。厥阴之厥，则少腹肿痛腹胀，泾溲不利。又云：肠痹者，数饮而出不得，中气喘争。胞痹者，少腹膀胱，按之内痛，若沃以汤，涩于小便。

癃闭之症，最危急症也。水道不通，则上侵脾胃而为胀，外侵肌肉而为肿，泛及中焦则为呕，及上焦则为喘，数日则殆矣。此症有四：有火邪结聚小肠膀胱者，热闭不通也；有热在肝肾，或以败精槁血，阻塞水道而不通也。二症必有火症火脉，及溺管疼痛，宜大分清饮、抽薪饮等以通利之。惟气闭之症，最为危候。有气实而闭者，由肝强气逆，移碍膀胱，宜以破气行气为主，如香附、枳壳、乌药、沉香、茴香等，兼四苓散以通之。若气陷者，即以此药服后探吐以提其气。有气虚而闭者，《经》曰：气化则能出矣。今真阳下竭，元海无根，水火不交，阴阳否隔。此其气自气而气不化水，水自水而水蓄不行。唯在救其阴中之阳，金匮肾气丸实要药也。

癃闭危急者，速寻白菊花根捣烂，生白酒冲和温服。无白菊即诸色家菊亦可。

东垣谓：癃闭之症，渴者热在上焦气分，宜四苓散以清利之。若大便亦秘，加大黄、元明粉等，或八正散；不渴者，热在下焦血分，宜滋阴化气，如滋肾丸之类是也。若真阴不足，用六味以滋其阴；真阳不足，用肾气以通其阳。气闭则破之；暑伏则利之；痰塞则吐之。更有关格症，小便不通，因而吐食，用假苏散治之。若孕妇转胞患此，服补中益气汤，而探吐之。室女经阻患此，用通瘀煎。

笔花氏曰：小便不通，唯气与火。然火之闭，亦由湿热浊水之闭其气耳。若下焦蓄血，则更凝硬作痛矣。治法或清、或通、或提、或攻、或温、或补，全在临症时审问病原，斟酌而进，非导赤、四苓所能必效也。

癃闭汤头

大分清饮二苓通，车泽山栀枳壳从。

抽薪饮用芩柏栀，泽枳甘通石斛宜。

四苓散用猪赤苓，泽术加桂即五苓。

金匮肾气丸，六味附桂牛车前。

八正散用甘瞿麦，大黄通蓄车栀滑。

滋肾丸治下湿火，知母川柏用桂佐。

六味地黄汤，山山熟地黄，丹苓兼泽泻，八味附桂相。

假苏散用通苓陈，麦芽瞿麦香附荆。

补中益气芪术陈，参草升柴当归身。

通瘀煎泻香附楂，乌青归尾木红花。

导赤散，用木通，生地甘草竹叶同。

秘结

《经》云：北方黑色，入通于肾，开窍于二阴。肾恶燥，燥胜则干，少阴之复，隔肠不便。又曰：小肠病者，小腹痛，腰脊控睾而痛，时窘之后。又曰：涸流之纪，其病痿厥坚下。秘结一症，古方有虚秘、风秘、气秘、热秘、寒秘、湿秘之目，总以阴结、阳结二者尽之。有火便是阳结，无火便是阴结。阳明实热则阳结，轻则清之，重则攻之。肾经血少则阴结，热者凉而滋之，寒者温而滋之，虚者补而滋之，燥者润而滋之，无余蕴矣。

治阳结，火重者，承气汤、凉膈散等；火微者，清凉饮、玉烛散等；火盛水亏者，地黄丸加知、柏、麻仁。治阴结，宜分阴阳。下焦阳虚，则气不能传送而阴凝于下，但益其火则阴自化，宜右归饮、大补元煎之属。下焦阴虚，则精血枯燥，肠脏干槁，但壮其水，则泾渭自通，宜五福饮、地黄丸之属。二者欲其速行，各加肉苁蓉二三钱尤效。又豕膏为润燥之神剂，尤宜用之。

凡元气虚弱之人，遇伤寒杂症而便秘者，使别无胀实痞塞者，虽半月未解，亦自无妨，切勿强与疏导以伤其胃。若老人虚人，或病后燥结者，莫非血气之耗，津液之枯，勿轻与攻。

笔花氏曰：大便秘结，有实热之秘，有虚寒之秘。如腹胀膈闷，或燥渴谵语，舌黄溺赤，此阳明胃实，名曰阳结，宜小承气及三黄枳术丸等下之。若老弱精血不足，新产气血干枯，及唇淡口和，舌白溺清者，此肠胃虚冷，名曰阴结，宜四物汤加枳、柏、归、杞、苁蓉、人乳之类，或理中汤加归、芍，温而润之。若便秘而别无所苦，频与润剂，不必速也。又有大便前出，小便后出，名曰交肠，阴阳拂逆也。五苓散主之。又有老人便溺俱自前出，乃血液枯涸之候，多与大剂八珍汤，或可稍延岁月耳。

秘结汤头

承气汤，用芒硝，枳实大黄厚朴饶。

凉膈散用翘芩实，山栀前甘大黄薄。

清凉饮，用当归，芍药甘草大黄来。

玉烛散用凉四物，大黄芒硝甘草得。

地黄丸即六味地黄丸。

右归饮熟地萸杞好，附桂杜仲山药草，气虚参术干姜找。

大补元煎参熟山，萸杞当归杜仲甘。

五福饮用参熟地，当归白术炙草记。

豕膏用猪脂，白蜜同炼净，当归或先煎，姜汁或相并。

三黄枳术丸，荷叶水为团，神曲陈枳术，大黄共苓[1]连。

四物汤治血，芎归熟地芍。

理中汤用参术姜，炙草还加制附刚。

五苓散，本四苓，猪赤泻术加桂成。

八珍补阴阳，四君四物相。

遗 精 淋 浊

《经》云：血脉和则精神乃居。怵惕思虑则伤神，神伤则恐惧流淫而不止。恐惧不解则伤精，精伤则骨痠痿厥，精时自下。又云：肾者主蛰，封藏之本，精之处也。阴阳不和，则使液溢而下流，髓液皆减。

《口问篇》云：中气不足，溲便为之变。《经》云：诸转反戾，水液浑浊，皆属于热。又曰：思想无穷，意淫于外，发为筋痿及白淫。又曰：小便黄者，少腹中有热也。

按梦遗精滑，无不由乎心。盖心为君火，肾为相火，心动则肾必应之。少年多欲妄思，则水不能藏而精随以泄，久则精道滑而不能遏矣。故有梦无梦，皆关心肾，先用天王补心丹、柏子养心丸、威喜丸等，收养心

① 苓：当为“芩”字之误。

气，后用苓术菟丝丸以固精。若值劳倦而遗者，此肝脾之气弱也，归脾汤、苓术菟丝丸。思索过度而遗者，此心脾之气陷也，治之亦如劳倦法。若湿热下流，或相火妄动而遗者，此脾肾之火不清也，四苓散清之。其外有素禀不足，及无故而滑，或过服冷利药而遗者，宜温补脾肾为主，六君、八味随宜用之。

淋症小便痛涩，欲去不去，欲止不止，即便浊之类。但浊出于暂，而淋则久困。严氏有五淋之目：一曰气淋，小便涩，常有余沥；二曰石淋，茎中痛，溺如砂石不得出；三曰膏淋，溺出如膏；四曰劳淋，劳倦即发，痛引气冲；五曰血淋，遇热即发，甚则溺血，鼻头色黄。大约此症，多由心肾不交，积热蕴毒，或酒后房劳，七情郁结所致。其初病无不由于热。丹溪曰：治淋宜解热利水，如栀子之类。不可发汗。徐东皋①谓初宜八正散利之，久则探吐以升其气。东垣谓淋症宜辨渴与不渴。渴者，热在上焦气分，宜淡渗之品，如茯苓、泽泻、琥珀、灯心、通草、车前、瞿麦、萹蓄之属，以清肺金；不渴者，热在下焦血分，宜气味俱阴之药，如知母、黄柏、滋肾丸是也。除其热，泄其闭塞，以滋胱肾之下元。若小便涩滞者，用五淋散。

至于便浊之症，有白、有赤。赤浊多由于火，或痛或涩者，宜用抽薪饮、导赤散、清心莲子饮、大分清饮

---

① 徐东皋：即徐春甫，字汝元，号东皋。明代医家。

之属。若见鲜血，则从溺血门治。白浊由于湿热，白如泔浆，内病于肥甘，外伤于炎暑，宜导赤散、苓术二陈煎。稍虚者，萆薢分清饮。病久无热者，当求脾肾而固之，举之。

笔花氏曰：遗精、淋浊，责在心肾。大约遗精，不论有梦无梦，多属于虚；淋浊不论有痛、无痛，多由于火。虚者宜清心补肾，涩精固本，而以淡欲戒淫为要。火者宜疏通清利，而以节劳慎动为功。

遗精淋浊汤头

天王补心丹，参苓味远玄，枣仁天麦梗，柏子地归丹。

柏子养心丸草地，犀茯枣归辰砂味。

威喜丸，四两苓，猪苓少许黄蜡并。（去猪苓）

苓术菟丝丸，莲肉山药杜味甘。

归脾汤用四君远，芪归木香枣仁眼。

四苓散用猪赤苓，泻术加桂即五苓。

六君子汤治虚痰，四君又加陈半添。

八味地黄丸，六味附桂添。

八正散用甘瞿麦，大黄通蓄车栀滑。

滋肾丸治下湿火，知母黄柏用桂佐。

五淋散用栀赤芍，淡竹茵通甘苓滑。

抽薪饮用芩柏栀，泽枳甘通石斛宜。

导赤散，用木通，生地甘草竹叶同。

清心莲子饮，参芪麦石莲，柴芩甘地骨，白茯又车前。

大分清饮二苓通，车泽山栀枳壳从。

苓术二陈煎合方，二陈四苓加干姜。

萆薢分清饮，益智菖蒲乌药等。

便血尿血

《经》云：阴络伤则血内溢而后血，脾脉微涩，为内㿉，多下脓血。又曰：胞移热于膀胱，则癃，溺血。悲哀太甚，则胞络绝，阳气内动，发则心下崩，数溲血。又云：中气不足，溲便为之变。

便血一症，多由肠胃之火，盖大肠、小肠皆属于胃也。血在粪前者，其来近，或在广肠①，在肛门；血在粪后者，其来远，或在胃，或在小肠。《金匮》治近血，用赤小豆当归散；治远血，用黄土汤。然此症有肠风，有脏毒，有热有寒。若脏腑有热，风邪乘之，则下鲜血，腹不痛，此名肠风，清魂古拜散主之。若肠胃不清，下如鱼肠，如豆汁，腹痛，此名脏毒，芍药汤主之。若脉数口燥，喜冷畏热，是火也，前方加黄芩、生地、丹皮之属。脉细口和，喜热畏寒，或四肢厥冷，血色瘀淡，是寒也，理中汤加归芎。此外有脾虚不能统血

① 广肠：直肠。

者，归脾汤；有气陷而血亦陷者，补中益气汤；有滑泄而动血者，香梅丸；有风邪结于阴分而为便血者，平胃地榆汤；有血热多火者，约营煎；有酒湿之毒蓄结者，槐角丸，解酲汤；有七情内伤心、脾、肝、肾者，若因怒则化肝煎，因郁则逍遥散；气血虚者，十全大补汤。

尿血之症，出路有三，盖二从溺孔出，一从精孔出也。其从溺孔出者，近则来自膀胱，其症溺时孔道必涩痛，此因酒色欲念，相火妄动，逆而不通，宜清膀胱之火，以地、芍、知、柏、泽、栀、通、膝、龙胆、瞿麦之属，及大分清等以导之。远则来自小肠，其症溺孔不痛，血随溺出，或痛隐于脐腹，盖心与小肠为表里，一切五志口腹之火，凡从清道以降者，必由小肠以达膀胱也。治宜察因，以清脏腑致火之源。其从精孔出者，即血淋之类，小腹下精泄处，觉有痠痛而出者，即是从精孔来。此症多因房劳，阴虚动火，致冲任动血，出从精道，病在命门。涩痛者，生地四物汤加红花、丹皮，有火兼凉血。肾气虚者，宜养血固精；心气外驰者，天王补心丹。

程钟龄谓：心气移热膀胱，阴血妄行，宜清心阿胶散主之。又肝主疏泄，肝火盛亦令尿血，宜平肝，加味逍遥散主之。久病气虚者，八珍汤。凡治尿血，勿轻止涩，恐积瘀茎中，大作痛楚也。

《医通》[①] 治溺血，用牛膝一味煎膏，不时服之。若气虚不摄，用参芪等分研末，以白萝卜切片，蜜炙蘸末食之。老人溲血，六味丸加鹿茸。

笔花氏曰：便血尿血，大小肠之热也。然肺与大肠相表里，心与小肠相表里，清肺则肺火自不下移，清心则心火自不下注。惟肠风所下之血，清而色鲜，四射如溅，乃风性使然，用古拜散、人参败毒散均可。其色鲜红，鲜紫者为热，色瘀淡者为寒，色黑如漆者为畜血，若老人虚人溲血、便血者，宜固本为主。

便血尿血汤头

赤小豆，当归散，二味为末醋汤咽。

黄土汤，取灶心，阿胶地术附甘芩。

清魂古拜散，荆芥当归便。

芍药汤，甘草芍药戊己方。

理中汤用参术姜，炙草还加制附刚。

香梅丸，乌梅白芷百药煎。

归脾汤用四君远，芪归木香枣仁眼。

平胃地榆汤，异功厚朴苍，归芍升葛曲，香附并干姜。

补中益气芪术陈，参草升柴当归身。

约营煎治血，生地地榆槐，芍药芩荆穗，续断草乌

---

① 《医通》：即《张氏医通》。

梅。

槐角丸，用地榆，黄芩枳壳防风归。

葛花解酲汤，葛花砂蔻香，青陈参苓术，神曲泻猪姜。

阿胶散用麦血余，生地丹丹归山栀。

化肝煎用青陈芍，丹栀泽贝添白芥。

逍遥散用柴归芍，苓术陈甘煨姜薄。

十全大补八珍齐，再添肉桂与黄芪。

大分清饮二苓通，车泽山栀枳壳从。

生地四物汤养阴，芎归芍药地用生。

天王补心丹，参苓味远玄，枣仁天麦梗，柏子地归丹。

八珍补阴阳，四君四物相。

六味地黄汤，山山熟地黄，丹苓兼泽泻，八味附桂相。

人参败毒参苓草，羌独柴前枳壳好，川芎桔梗共牛蒡，荆防薄荷就是了。

鼻衄 齿衄

《经》云：阳络伤则血外溢而衄血。又曰：脾移热于肝，则为惊衄。阳明厥逆，喘咳身热，善惊衄呕血。少阴所谓咳则有血者，阳脉伤也。阳气未盛于上而脉满，故血见于鼻也。

《金匮》云：尺脉浮，目睛晕黄，衄未止。晕黄去，目睛慧了，知衄止。

鼻衄之症，血从经络渗出而行于清道也。伤寒衄，热在表；杂症衄，热在里。皆因经络热甚，阳气壅塞，迫血妄行而出于鼻，从无发散之理，犀角地黄汤主之。若因七情喜怒，劳役过伤而致，无论是何经络，并宜茅花煎汤调止衄散，或四物加犀角、丹皮、沉香。若衄多服药不效，此内虚寒而外假热也，千金当归汤。若衄后血因旧路，或一月三四发，或洗面即衄，日以为常，并以茅花煎汤调送止衄散。凡衄血之脉，急疾不调，及虚大者难治。

《原病式》[①] 云：阳热怫郁于足阳明而上热，则血妄行为鼻衄。故衄血之内热，多在阳明，而尤有其最者，则惟冲脉为十二经之血海，阳明所至，冲脉无不至，十二经亦无不至。所以衄之微者，不过一经之近；衄之甚者，或至数升斗许，通身形色尽脱，岂特肺经之病哉。治法：衄轻者，一阴煎加清降之品；甚者，白虎汤，或用蒜头捣烂作饼贴脚心。左衄贴右，右衄贴左。暴衄如涌垂脱者，独参汤。

齿衄之症，血从齿缝牙龈中出，又名牙宣。此手足阳明二经，及足少阴肾家之病也。而惟阳明为最。故阳明火盛，则为口臭，为牙根腐烂肿痛，或血出如涌。惟

① 《原病式》：即《素问玄机原病式》。

善饮好肥甘者，多有此症，抽薪饮、白虎汤。少阴不足者，玉女煎。便闭者，调胃承气汤，外敷冰玉散。齿衄有因风壅者，齿龈微肿，或牵引作痛，消风散加犀角、连翘，外擦青盐、藁本末。齿不痛而衄者，肾虚也，六味丸。

更有舌上无故出血者，以心脾肾之脉，皆及于舌，诸经之火也，用蒲黄炒焦为末渗之，或冰玉散亦佳。

有耳衄者，肝火也，柴胡清肝散，以龙骨烧灰，吹入即止。

有眼衄者，乃积热伤肝，或误扰动阴血所致，栀子豉汤加犀角、秦皮、丹皮、赤芍。

有肌衄者，血从毛孔出，脉数，当归补血汤；脉弱，保元汤。

笔花氏曰：鼻衄、齿衄，皆肺胃之火，其逆行不止者，亦能令人血脱，非大剂盐水炒石膏，及生地汁、牛膝、龟板、泽泻、丹皮之类不能止血。轻者止衄散、犀角地黄汤、玉女煎等足矣。然齿症不过作痛，清胃滋阴而已。唯鼻症有流浊涕者，名曰鼻渊，俗呼脑漏，此由受寒化火，宜用川芎茶调散。由风热，一味荆芥穗。若生瘜肉，名鼻痔，臭而痛，白矾散点之。

余尝治一人鼻衄、齿衄，连用犀角地黄不应，而血反多，因改用人参、黄柏、龟板、泽泻等味而止。盖其人酒色过度，相火旺而迫血也①。

鼻衄齿衄汤头

犀角地黄汤，丹皮赤芍麦冬良。

止衄散用赤苓地，阿胶归芍共黄芪。

四物汤治血，芎归熟地芍。

千金当归汤，阿胶芩芍与炮姜。

一阴煎用生熟地，丹参冬芍牛甘记。

白虎汤治阳明热，知母石膏糯甘得。

抽薪饮用芩柏栀，泽枳甘通石斛宜。

玉女煎，用熟地，石膏麦冬知母漆。

调胃承气汤，芒硝甘大黄。

冰玉散，用僵蚕，石膏月石冰片研。

消风散芎防，参苓草藿香，僵蚕蝉蜕共，荆芥朴陈羌。

六味地黄汤，山山熟地黄，丹苓兼泽泻，八味附桂相。

柴胡清肝散参芩，芎翘桔草山栀成。

栀子豉汤栀香豉，服后随手探吐之。

当归补血汤，黄芪当归方。

保元汤黄芪，人参甘草齐。

川芎茶调散，白芷荆芥同，栀芩贝梗异，甘草在其

---

① 余尝治一人……而迫血也：此段文字原为眉批，今移于此。

中。此方与头痛症稍异。

白矾散用煅白矾，硇砂五分共细研。

瘢 疹

《金匮》曰：阳毒为病，面赤斑斑如锦纹，咽喉痛，唾脓血，升麻鳖甲汤主之。虚热炽甚，毒不化者，阳毒升麻汤。大便结，去射干加大黄，热甚，去人参加石膏。或吐下未当，陷邪内甚，致壮热项强躁闷，或舌焦鼻煤，下利黄赤者，犀角黑参汤、黄连解毒汤。慎勿用下药。

阴毒为病，面目青，身痛如被杖，咽喉痛，升麻鳖甲汤去雄黄、蜀椒主之。《活人书》本方加桂枝，名阴毒甘草汤。

按：阳毒治以寒凉，阴毒治以温热，如冰炭之异，何仲景以一方治之乎？且治阴毒去雄黄、蜀椒，则反去其温热者矣。故刘守真谓仲景以此方治阴毒，乃治阳热亢极，热深于内，表似阴寒之症，非治阴寒极盛之阴毒也。若阴寒极甚，非内温正气，逼邪外出，焉能起死回生耶？观后节便知。

复有阴寒极盛而成阴毒者，反大热燥渴，肢厥冷汗，脉沉细而疾，此因房劳而内伤生冷，复加外寒，遂成阴盛格阳，胸前发出红瘢，其色淡，其点小，是为阴瘢，宜附子理中汤。若爪甲青，腹绞痛，舌卷茎缩者，急用葱饼于脐上熨之，服附子散、人参三白汤、四逆汤之属。服后手足不和暖者，不治。

周氏[①]曰：有因冬温误用辛热发汗，致发瘢者，升麻葛根汤加犀角、元参；有春温之毒失治，蕴于胃腑而发出肌表，心闷呕逆，咽痛躁热者，黄连解毒汤；狂妄无汗者，三黄石膏汤；若自汗烦渴，人参化瘢汤；烦热错语不眠者，白虎合黄连解毒汤；瘢不透，犀角大青汤；已透热不退，去升麻、黄芩、加人参、生地、柴胡；便秘瘢紫者，微下之；瘢退而便秘、谵语者，凉膈散。

景岳曰：邪毒直入阴分，郁而成热，乃致液涸血枯，瘢见肌表，轻者如蚊迹，重者成粒成片。凡汗下温清而病不能解者，便是发瘢之候，治宜犀角地黄汤。若阳明狂躁大渴者，白虎汤；阳毒赤瘢发狂者，阳毒升麻汤；疫疠大热而燥者，三黄石膏汤；便秘者，调胃承气汤。若火郁而寒邪不解者，一柴胡饮；阳明表邪不解者，柴胡白虎煎，或升麻汤；毒盛咽痛者，玄参升麻汤；阴虚血热者，玉女煎；阴虚血燥，大热大渴者，归葛饮；内虚外实，阴盛格阳者，大温中饮。

喻氏曰：疫邪留血分，里气壅闭，不下，则瘢不出，下之，内壅一通，卫气亦从而疏解，瘢出于表，毒邪外解矣。惟下后瘢渐出，更不可下。设有下症，宜少

---

① 周氏：即清代医家周扬俊。

与小承气汤缓服。倘误为大下，而中气不振，癍毒内陷，危矣。唯托里举癍汤救之。若循衣撮空，脉微者，本方加人参一钱。

按发癍一症，见色而不碍手，或稠如锦纹，稀似蚊迹，厚如云片，布胸腹，见四肢，鲜红者轻，紫而成片者重，色黑者凶，青者不可治也。良由邪失宣解，蕴于胃腑，散入营中。治法：失表者，汗之；失下者，攻之；火甚者，清之；毒重者，化之；营虚不足者，助其虚而和之托之。若阴毒发癍之说，见象甚微，症亦罕遇，必参之脉象及兼症，方可用温，勿滥治也。至于疹子，则有头粒可摩而得，较癍稍轻，治亦如癍法。若痧若瘾，亦其同类。总以出必周匀，没必徐缓，则毒不内陷。缪氏专从肺胃论治，至为有理。

笔花氏曰：重者为癍，轻者为疹。方书多在伤寒温疫症内失治所化。近世竟有沿门传染，猝患致毙，不必由病而得者，即《经》所谓大气入于脏腑，虽不病而猝死者也。其症红赤者为胃热，紫为胃伤，黑为胃烂。大抵鲜红起发者吉，稠密成片而紫者凶。若杂色青紫，及透不出，并退速而色干枯者，十无一生矣。凡见癍后，脉须洪数有力，身温足暖为顺。如脉小足冷，元气虚弱，鲜有不内陷者。余尝治一独子，癍上堆癍，色皆深紫，用石膏二两，及犀角、大青、玄参、升麻、干鲜生地汁等，日进三剂，先后计用石膏十四斤余，方保其胃不至烂，而始克收功。可见仲景升麻鳖甲一方，行之于古则效，若近世之瘫疹，热毒甚炽，断不相合。即所称勿用下药之说，亦惟邪陷之症，自宜斟酌。若初起毒秘者，亦不可拘也。附及之。以见今古之病异宜，治法亦不容泥古成方，而为古人咎也。

瘫疹汤头

升麻鳖甲汤当归，甘草雄黄蜀椒为。

阳毒升麻汤犀角，黄芩参草射干作。

犀角黑参汤黄芩，升麻射干草人参。

黄连解毒汤黄连，芩柏山栀一并煎。

阴毒甘草汤，升麻鳖甲桂枝当。

理中汤用参术姜，炙草还加制附刚。

附子散姜术，归半桂心末。

人参三白汤补好，四君附子白芍枣。

四逆汤治少阴寒，附子干姜与炙甘。

升麻葛根汤，升葛芍甘尝。

三黄石膏汤，石膏共麻黄，芩连栀子柏，香豉葱白姜。

人参化瘫汤，白虎去米加参良。

白虎汤治阳明热，知母石膏糯甘得。

犀角大青汤，玄参栀草良，升麻芩连柏，大渴石膏将。

凉膈散用翘芩蜜，山栀芒甘大黄薄。

犀角地黄汤，丹皮赤芍麦冬良。

调胃承气汤，芒硝甘大黄。

一柴胡饮陈生地，黄芩芍药甘草记。

柴胡白虎煎，石膏黄芩麦冬甘。

升麻汤苍术，麻黄大青麦，黄芩石膏淡竹叶。

玄参升麻汤赤芍，管仲芩甘梗犀角。

玉女煎，用熟地，石膏麦冬知母膝。

归葛饮，治热渴，阴虚作汗用归葛。

大温中饮桂麻黄，参术归甘柴地姜。

小承气汤无芒硝，枳实大黄厚朴饶。

托里举癍汤归芍，升柴白芷穿山甲。

卷五　土属

臌　胀

臌胀一症，卫气之逆也。《经》云：厥气在下，营卫留止，寒气逆上，真邪相攻，两气相搏，乃合而为胀。其脉大坚以涩。又曰：足太阴虚则臌胀，言正气虚也；肾气实则胀，脾气实则腹胀，胃气实则胀，浊阴在上，则生䐜胀，言邪气实也。胃中寒则胀满，脏寒生满病，此气寒而胀也；诸胀腹大，皆属于热，此气热而胀也；诸湿肿满，皆属于脾，此气湿而胀也。凡胀皆在于脏腑之外，排脏腑而廓胸胁，胀皮肤，故命曰胀。其在心则烦心短气，卧不安；在肺则虚满而喘咳；在肝则胁满，痛引小腹；在脾则善哕，肢体烦重；在肾则腹满，引背腰髀痛。此五脏胀也。又在胃则腹满脘痛，妨食而便难；在大肠则肠鸣飧泄而痛；在小肠则少腹引腰而痛；在膀胱则少腹满而气癃；在三焦则气满皮肤中而不坚；在胆则胁痛口苦，善太息。此六腑胀也。诸胀须明逆顺，补虚泻实，神归其室，久塞其空，谓之良工。

景岳曰：五脏六腑，经络皮肤，皆能作胀，而总不离乎脾胃。然脾胃为仓廪之官，受纳有坤顺之德，运化有乾健之功，使果脾胃强健，则随纳随化，何胀之有？其胀者，皆脾土受亏，运输失职，清浊相混，经隧壅塞而成也。若病至单鼓，必其伤败有渐，更非旦夕所能图功矣。《经》云：从上之下者治其上，从上之下而甚于下者，先治上而后治下。初胀者工在疾泻，疏利为主，宜分消丸。风、火、湿、食，随症加减。久病老弱者，宜参、苓、姜、术以补中。病在下焦，则用归、地、附、桂之属，峻补其下，疏启其中，使气得峻补，则气自上行，而中焦疏通矣。所谓“塞因塞用”也。若实有痞塞，难以纯补，稍佐辛香，如朴、砂、丁、芥、陈、附之属。否则启峻汤为极妙。

普明子谓有臌胀、蛊胀之别。臌者中空无物，填实则消，《经》所谓“塞因塞用”也。然亦有寒热、虚实、浅深部位之不同。热者，脉数有力，溺赤便闭；寒者，脉细无力，色白喜热。虚者，时胀时减，按之不痛；实者，腹胀不减，按之愈痛。又病浅者，饮食如常；病深者，饮食减少。且胀甚之处，及先起处，必有部位，即可知属何脏腑。东垣用枳术丸加减，寒热攻补，随症施治。余制和中丸，取效甚多。气虚者，用白术丸，以六君子汤送之。蛊者中实有物，消之则平，《经》所谓“坚者削之”也。大约非虫即血。虫则唇红、口疮、腹疼，化虫丸主之；血则胁满，少腹胀，腹上、手足有紫红缕纹，小便利，大便黑，《金匮》下瘀血汤、通瘀煎之类攻之。虚者，琥珀人参丸。若饮食湿热滞而胀痛者，三黄枳术丸，皆可用也。

有用蒜瓣入滚汤煮半熟以佐食者，消胀气之佳法也。即小水不利之症，以熟蒜捣丸，四苓散亦佳。其攻补两难者，惟陈香橼去穰，以人溺白垢煅过，每服二钱，或人参或砂仁汤送。

笔花氏曰：臌胀一症，气失运化，清浊相混而成。实者，调和气血；虚者，兼补兼消。总以病之新久、年之老壮、脉之强弱为断。然遍身俱肿者，脏腑各有见症，犹可按症而治。若单腹胀，则脾胃衰微，浊气凝结，始攻则暂消，其后必复胀，再攻之如铁石矣。此皆元气与身为难也。唯有培养一法，益元气是也。有招纳一法，宣布五阳是也。再有解散一法，开鬼门、洁净府是也。丹溪曰：单腹胀，必用大剂参、术佐陈皮、茯苓、苍术、厚朴之类。此言至为有理。又《素问》云：心腹胀，治心鸡矢醴，一剂知，二剂已。有时复发，则饮食不节，病气复聚也。古方有用陈海蜇淡煮莱菔菜，频食之，今人服者甚效。愚谓此必体实而稍挟热者，故效。若虚寒者投之，则更伤其脾胃矣。惟草灵丹似觉理足，附方于后。其小腹胀极，旁及于上而脉沉者，金匮肾气丸，其要药也。

水肿

《经》云：三阴结谓之水。又曰：肺移寒于肾为涌水。肾者胃之关也。关门不利，故聚水而从其类。上下溢于皮肤，胕肿腹大，上为喘呼，不得卧，标本俱病也。又曰：水谷入于口，输于肠胃，其液别为五，邪气内逆，则气为之闭塞不行而为水胀。其始起目窠微肿，如新卧起，其颈脉动，时咳，阴股间寒，足胫肿，腹乃大，其水成矣。以手按其腹，随手而起，如裹水之状，此其候也。卧不能正偃者，胃不和也。正偃则咳甚，上迫肺也。腹中鸣者，病本于胃也。薄脾则烦不能食，食不能下者，胃脘膈也。身重难于行者，胃脉在足也。平治权衡，去菀陈莝，微动四极，温衣，缪刺，开鬼门，洁净府，精巳[1]时复，五阳已布，故精自生，形自顺，骨肉相保，巨气乃平。

《金匮》曰：病有风水，有皮水，有正水，有石水。风水者，脉浮身重，骨节疼痛，汗出恶风，防己黄芪汤主之；腹痛加白芍。若一身悉肿，恶风、脉浮、不渴，续自汗出，无大热，越脾汤[2]主之。皮水者，即气水，水气在皮肤中，脉浮、不恶风、不渴，其腹如鼓，

---

① 巳：疑为“已”字之误

② 越脾汤：疑为“越婢汤”之误。

四肢肿而聂聂动，当发其汗，防己茯苓汤主之。厥而皮水者，蒲灰散主之。正水者，其脉沉迟，外症自喘，脉沉小，属少阴本病。若脉浮者为风水，虚胀者为气水，发其汗则已。脉沉者，麻黄附子汤，浮者，宜杏子汤。里水者，即石水，其脉自沉，腹满不喘，一身面目黄肿，小便不利，越婢加术汤主之，甘草麻黄汤亦主之。

气分心下坚，大如盘，边如旋杯，水饮所作。桂枝汤去芍药，加麻辛附子汤主之，汗出而愈。又枳术汤主之。腹中和，即当散也。按前方治水气阴盛，故通其阳，后方因阳气不亏，则开痰结，诚仲景之妙用也①。

景岳曰：水之本在肾，其标在肺，其制在脾，水不归经，逆而上泛，传于脾则肌肉浮肿，传于肺则气息喘急，故水病以肺、脾、肾为三纲。古人治水，必兼治气。《经》云：膀胱者，州都之官，津液藏焉，气化则能出矣。气化者，肾中之气也。阴中无阳，则气不化，水必不利，故薛立斋宗《金匮》肾气之法，诚良剂也。惟是有湿者，尚宜导水，兼热者，并宜清利，寒湿在气分，姜附必用，寒湿在血分，桂附为功。其有形壮病实而喘肿势甚者，则十枣汤、神佑丸、疏凿饮等亦宜速导。危急旦夕者，沉香琥珀丸。囊肿便闭者，三白饮。若腰以上肿，宜汗，用麻黄、石膏、杏、苡等以清上焦之气，开鬼门也；腰以下肿，宜利小便，用五苓、五皮

① 此段系作者按语，原文为双行小字。

等以分下焦之清，洁净府也。如湿热下着为痹，宜用加味活络等以通下焦之郁。又先喘而后肿者，主治在肺，防芪汤。先肿而后喘者，主治在脾，分消汤。阳水者，脉数烦渴，可用劫夺；阴水者，脉迟不渴，自宜补火生土。又在因机通变也。

笔花氏曰：水肿一症，固属脾虚不能制水，肾虚不能行水而成。然宜急于润肺，气顺则膀胱之气化而水自行矣。试验诸禽畜，有肺者有尿，无肺者无尿可悟也。至治气之法，一治肺气，主周身之气下行；二治胃气，主胸中之气下行；三治膀胱之气，主吸引胸中之气下行。治肺气者，开鬼门之谓也，用麻黄、羌活、防风、柴胡、葱白及柳枝煎洗法，并苏子降气汤之类；治胃气者，洁净府之谓也，用泽泻、木通、通草、防己、葶苈、茯苓、猪苓、秋石之类；治膀胱之气者，宣布五阳之谓也，用附子、肉桂、干姜、吴萸及肾气丸之属。其形气实满，外内壅塞，喘肿危迫者，则始用“去菀陈莝”法，如商陆、大戟、甘遂、芫花、牵牛等，及十枣、神祐、疏凿诸方，亦干戈捍患之所必用也。至《金匮》风水、皮水、正水、石水之别，不可不精求其义。风水者，肾因风而水积，《经》所谓肾风者，面胕庞然，壅害于言，多汗恶风脊痛，不能正偃，正偃则咳。其本在肾，其末在肺，皆积水也。脉浮恶风，骨节痛，知风水之在外也。用防己黄芪汤者，防己疗风水，通凑理，黄芪温肉补气，白术治风主汗，甘草益土，枣姜辛散。若腹痛，则肝邪气塞，故加芍药。若身肿不渴自汗，此风气鼓水向外，故用越婢汤发之，中有石膏化热，使无上逆之虞也。皮水者，肺主皮毛，皮毛有邪，则肺气郁，发其汗，则外气通而郁解矣，所谓“金郁泄之”也。水渍于脾，以渗淡之，用茯苓汤，以茯苓易白术，加桂枝解肌，以散水于外也。况四肢风动，则桂枝更宜矣。正水者，肾经之水自病，即所谓“关门不利”也，其脉沉小，本无外出之意，若浮而虚胀，则风气欲发于外，宜发汗。即脉沉而无他症，亦宜用麻黄附子甘草，荡动其水，以救肾邪。若外症喘满，则水气在上矣，宜去附子而加杏仁，以救肺，此治金水二脏法也。石水者，脉自沉，水积膀胱，故小腹硬满如石而不喘。但其水潜伏不动，非借风水越婢汤之法，不能激之四汽。此即所谓“开鬼门”法也，甘草麻黄汤，即越婢汤之变法。病体本轻，一发肺气，则膀胱气化行矣。凡《金匮》一切治方，每嫌峻厉，难合今病，独此水肿数方，周匝精详，非此不足以胜病，真神方也。若病之浅者，则五苓、五皮亦能消水，肿在下焦，非肾气丸不能益火而化气。余尝用大赤鲤鱼，加坚细赤小豆一升煮服，水势应手而行，肿亦即退。或以大鲤鱼破开，入五苓散、瓦合炙焦为末，加麝少许，姜枣汤送服，亦佳。又《总论》曰：臌胀水肿，同出一源，气不离乎水，水不离乎气。更有兼气水而为患者。然气胀则腹色苍黄，腹筋起，按之成窟；水胀则皮薄色泽，按不成窟。凡病在气分，则治气为主而兼宜行水；病在水分，则治水为主而兼宜理气；此中自有玄妙。大约气实，宜沉、乌、枳、朴；若坚甚，则更用硝、黄；气虚宜芪、术、参、苓；若火衰，则必加附、桂。且血虚则朝宽暮急，气虚则朝急暮宽。水之轻者，五苓、五皮；水之重者，十枣、神祐；水在表，越婢、杏子；水在里，降气、分消；土不制水，则用六君；肾不行水，则宗肾气，治法无遗蕴矣。

臌胀水肿汤头

气水二症，病每相因，方亦通用，故合集之。

分消丸用姜四君，猪泻夏朴实连芩。

启峻汤用异功散，附桂干姜当归验，再加肉果及沉香，此外芪朴商增减。

枳术丸用枳术研，荷叶包饭煨透丸。

和中丸苓术，曲扁楂陈实，香砂夏丹参，五谷虫加麦。

白术丸，治虚满，苓陈砂曲谷虫饭。

六君子汤治虚痰，四君又将陈半添。

化虫丸用芜雷榔，木香陈术曲雄黄。

下瘀血汤大黄桃，去足䗪虫廿枚熬。䗪虫即地鳖虫。

通瘀煎泻香附楂，乌青归尾木红花。

琥珀人参丸芎苓，附桂灵脂山甲沉。

三黄枳术丸，荷叶水为团，神曲陈枳术，大黄共芩连。

四苓散用猪赤苓，泻术加桂即五苓。

鸡矢醴用鸡矢白，微炒八合酒煮呷。

草灵丹用黄牛粪，阴干炒黄煎滤净。

金匮肾气丸，六味附桂牛车前。

防己黄芪汤，术甘共枣姜。

蒲灰散治皮水厥，七分蒲灰三分滑。

麻黄附子汤，甘草共成方。

杏子汤治风水胀，麻黄杏仁甘草样。

越婢加术汤，麻黄术草枣膏姜。

甘草麻黄汤，四钱甘草与麻黄。

麻辛附子汤，三味同煎加生姜。

枳术汤，煎枳术，十枚枳实二两术。

十枣汤用枣先煎，芫花遂戟七分研。

神祐丸攻积，牵牛与大黄，青陈芫戟遂，轻粉共槟香。

疏凿饮商陆，通苓泻大腹，羌秦赤小豆，槟榔姜椒目。

沉香琥珀丸，郁李杏陈全，苏木苓葶苈，防己麝泻丸。

三白饮用白牵牛，桑皮陈术木通俦。

五苓散，本四苓，猪赤泻术加桂成。

五皮饮用姜桑白，大腹五加茯苓叶。

加味活络丹乳没，芎胆草乌地龙末。

防芪汤治风入肺，叶胀眼下卧蚕起，防桔杏桑苏贝芪，水姜煎服功奇异。

分消汤用参苓泻，草蔻吴茱朴半夏，川乌连柏生干姜，加入木通寒胀下。

苏子降气汤半前，陈朴归甘姜桂煎。

积聚

《经》云：积者，阴气也。聚者，阳气也。五脏所生曰积，六腑所生曰聚。积则由渐而成，故坚硬不移而有形；聚者作止不常，忽聚忽散而无形。其原或以饮食之滞，或以脓血之留，或风寒外感之邪，亦能成积。或名伏梁，或名风根，如疟痞之类皆是。然食滞非寒，未必成积，而风寒非食，未必成形也。

又曰：肝之积名曰肥气，在左胁下，如覆杯，有头足，令人发咳痎疟。心之积名曰伏梁，起脐上，大如臂，上至心，令人烦心。脾之积名曰痞气，在胃脘，覆大如盘，令人发黄瘦软。肺之积名曰息贲，在右胁下，覆大如杯，令人寒热、喘嗽。肾之积名曰奔豚，发于少腹，上至心，若豚状，上下无时，令人喘逆、骨痿。

有身体髀股皆肿，环脐而痛，名曰伏梁，即风根也。其气溢于大肠而着于肓，不可动，动之为溺涩之病。病胁下满，气逆，二三岁不已，名曰息积。此不妨于食，不可灸刺，为导引服药。又肠覃，寒气客于肠外，与卫气相搏，有所系癖而内着，恶气乃起，瘜肉乃生，始如鸡卵，成如怀孕，坚而能移，月事以时下。石瘕生于胞中，寒气客于子门，气闭不通，恶血不泻，留衃日大，如怀子状，月事不以时下，皆生于女子，可导而下。

坚者削之，留者攻之，结者散之，客者除之，上之下之，摩之浴之，薄之劫之，开之发之，适事为故。

《金匮》云：奔豚从少腹起，上冲咽喉，发作欲死复还，或腹痛，往来寒热，皆从惊恐得之，奔豚汤主之。心胸大寒，痛呕不食，腹中上冲，皮起见有头足上下，痛不可触，大建中汤主之。胁下偏痛，发热，脉紧弦，寒也，以温药下之，大黄附子汤。寒气厥逆，赤丸。

景岳云：《内经》治积，其要不过攻、消、散、补四者而已。凡坚积气实者，如秘方化滞丸、百顺丸，次则三棱丸等攻之。如不堪攻击，则用保和丸、大小和中饮等消之。若气聚无形者，排气饮、四磨饮等散之。若积痞势缓而攻补未便者，宜调理脾胃为主，枳术丸、芍药枳术丸，皆其宜也。若脾肾不足，气失运化，则宜养中煎、温胃饮、理阴煎、暖肝煎补之。凡坚硬之积，必在肠胃之外，募原之间，非药力所能到，宜琥珀膏、三圣膏、阿魏膏等以攻其外，长桑君针法以攻其内，并以灸法收功。

许学士[①]曰：治积以所恶者攻之，所喜者诱之，则易愈。如肉积用硇砂、水银，酒积用神曲、麦芽，血积用水蛭、虻虫，气积用木香、槟榔，水积用牵牛、甘遂，涎积用雄黄、腻粉，食积用礞石、巴豆，各从其类也。若认积不明，泛用攻消之品，不能取效。

徐东皋曰：脾胃气虚失运而成积者，惟宜以六君子汤等养其正气，所谓养正积自除也。若大积大聚，坚固不移者，若非攻击悍利之药，岂能推逐，或兼用外治法亦可。

李士材曰：治积宜分初、中、末三法：病邪初起，正强邪浅，宜用攻；受病渐久，邪深正弱，宜且攻且补；若病根经久，正气消残，则宜专补。凡攻之太急，则伤正气而邪反固矣。余尝用阴阳攻积丸，先补数日而后攻之，再复补之，屡攻屡补，以平为期。

石顽曰：积聚气窒，心腹疞痛，大七气汤以铁落饮煎服。饮癖成块在胁腹间，口吐涎沫清水，六君子汤合五苓散。酒癖肌黄食少，大七气红酒煎服。瘕气无定处，用散聚汤。若攻刺心腹，上下如雷鸣，木香通气散。肉积，四味阿魏丸。石瘕，用和血通经汤，不愈，见晛[②]丸，虚则补之。肠覃，阿魏麝香散。伏梁环脐而痛，大建中汤加芩[③]、桂。息积不妨于食，宜三因化气

① 许学士：即许叔微，字知可。南宋医家。
② 晛（xiǎn 显）：日气。
③ 芩：《张氏医通》作“苓”。

散，外用阿魏膏。疟痞用明净雄黄，用醋煮，研神曲为丸，酒服勿间，消尽乃止。

笔花氏曰：积聚之治，只分有形、无形。有形者，攻消是用。无形者，散补随宜。然既名曰积，则其来有渐，琢磨之力，非旦夕所能为功。况脾胃不虚，则气血流通，何至成积。治此者，姑容固虞养患，猛厉又虑伤残也。全师以克敌，斯为良工心苦。昔有老人，年百余岁，人求其致寿之方，答云：余无别法，惟一生不以脏腑化坚物，不以脏腑暖冷物而已。保生者，宜知之。

积聚汤头

奔豚汤草李根皮，夏葛芩芎姜芍归。
大建中汤参姜椒，饴糖半杯微火熬。
大黄附子汤，细辛二味合成方。
赤丸二枚乌头炮，半夏细辛茯苓饶。
秘方化滞棱莪术，香连丁夏青皮橘。
百顺丸治诸积老，大黄皂角蒸饼捣。
三棱丸用醋煮焙，莪苓夏麦青皮配。
保和丸用曲楂苓，连翘莱菔半夏陈。
大和中饮陈实砂，麦芽厚朴泽泻楂。
小和中饮扁豆姜，厚朴苓楂甘陈相。
排气饮，用木藿，香附泽枳陈乌朴。
四磨饮，用沉香，乌药枳实与槟榔。
枳术丸用枳术研，荷叶包饭煨透丸。

芍药枳术丸，赤芍陈皮米粥团。

养中煎用参苓草，山药扁豆干姜好。

温胃散用参术陈，扁豆干姜归草能。

理阴煎用炙草归，熟地干姜附肉桂。

暖肝煎用归杞茴，沉香乌药苓姜桂。

阿魏膏芷羌独芎，天麻红花鳖山甲，槐柳桃枝两头尖，桂地大黄玄参发。

琥珀膏用芷防风，木松丁香木鳖通，当归辰砂桂心合，麻油黄丹煎成功。

三圣膏炒细石灰，醋熬膏入大黄桂。

六君子汤治虚痰，四君又加陈半添。

外治用小鳖，管仲倍红苋，阿魏葱蜜捣，加麝青布掩。

阴阳攻积丸，吴萸川乌连，姜桂参芩[1]夏，巴沉琥皂延。

大七气汤桂青陈，智藿草附桔蓬棱。

铁落饮苓神，玄丹贝胆星，蒲翘天麦橘，朱远共钩藤。生铁落熬水煎药。

五苓散，本四苓，猪赤泻术加桂成。

散聚汤用二陈汤，当归桂杏及槟榔。

木香通气共戎盐，枳朴棱蓬干姜甘。

四味阿魏丸，连翘山楂连。

---

① 芩：疑为“苓”字之误。

和血通经熟地黄，当归苏木广皮良，红花贯众兼肉桂，血竭三棱与木香。

见晛丸，紫石英，延胡附桂大黄槟，木香血竭鬼箭羽，桃仁水蛭泻三棱。

阿魏麝香散，野水红花子，参术雄黄桂，神曲乌芋是。乌芋即荸荠。

三因化气散，姜桂蓬青陈，胡椒砂仁草，丁香与茴沉。

痞　满

《经》云：胃病则贲响腹胀，脾病则腹胀善噫，心主病则胸胁支满。寒气至则坚痞，腹满痛急，下利之病生矣。又曰：脾虚则腹满肠鸣，飧泄食不化。又曰：太阴司天，胸中不利，心下痞痛。

丹溪曰：痞满与胀满不同，胀满则内胀而形外，痞则内闷而外无胀急之形。有因误下而成者，有因气弱而成者。

东垣谓：伤寒痞从血中来，从外之内；杂病痞亦从血中来，从内之外。有形者以苦泻之，无形者以辛散之。凡用气分药不效者，不知治血也。

刘宗厚[①]曰：古方治痞，用芩、连、枳实之苦以泄

① 刘宗厚：即刘纯，字宗厚。明代医家。

之，姜、朴、半夏之辛以散之，参、术之甘温以补之，苓、泽之咸淡以渗之。果有内实之症，略以疏导。结胸是实邪，大陷胸汤；痞是虚邪，半夏泻心汤。

景岳治食滞痞，用大和中饮、枳术丸、神香散；治外邪痞，陷胸汤、泻心汤等；治虚寒痞，用六君子、归脾汤、理阴煎、六味回阳饮。

按：痞者，痞塞不开；满者，胀满不行。凡有邪、有滞者，实痞也；否则虚痞也。有胀、有痛者，实满也；否则虚满也。实者可散可消，虚者非温补不可。散痞，用苏梗、半夏、苍术、陈皮、白芥之属；消痞，用枳实、厚朴、神曲、楂炭、桃仁、红花、青皮、鳖甲、柴胡、赤芍之属。

笔花氏曰：痞满之症，虽有虚有实，然其实则虚气而已。气不能运行于内外，聚而为痞，其驯①至于膨胀不难矣。时医见有滞闷，不论湿热、肝气、食积，肆意攻伐，枳、朴、楂、曲，无一不用。迨正气既伤，使无形之邪结痞于中，而欲藉药力以散其结，不亦难乎。凡病之有形者易治，无形者难治，此等症全在临胗②时心光四照，用笔轻灵，其中机巧，不能言喻，非笨工所能见到也。然亦恃病者善自求生，戒嗔怒，慎饮食，远房帏，心宽体舒，唯适之安，庶否塞开而交泰成，不徒责

① 驯（xùn 训）：渐进的意思。
② 胗（zhēn 真）：通“诊”。

之药石也。

痞满汤头

大陷胸汤生大黄，芒硝甘遂共成方。
半夏泻心汤芩连，人参干姜半枣甘。
大和中饮陈实砂，麦芽厚朴泽泻楂。
枳术丸用枳术研，荷叶包饭煨透丸。
神香散治气作痛，白蔻丁香研末共。
六君子汤治虚痰，四君又加陈半添。
归脾汤用四君远，芪归木香枣仁眼。
理阴煎用炙草归，熟地干姜附肉桂。
六味回阳参附归，熟地干姜甘草炙。

黄　疸

《经》云：溺黄赤，安卧，已食如饥，目黄齿垢，爪甲黄者，黄疸也。又曰：风寒客于人，闭而为热，失汗，或痹不仁，又失治，则肝传之脾，名曰脾风。发疸，腹中热，心烦，出黄。

《金匮》云：诸病黄家，但当利其小便，假令脉浮，当以汗解之，桂枝加黄芪汤。黄疸病，茵陈五苓散主之。酒疸必小便不利，心中热，足下热，腹满鼻燥，脉浮者，先吐之，沉弦者，先下之，栀子大黄汤。酒疸久下则为黑疸，心中如啖蒜齑状。败血之色也。前方去大黄合犀角地黄汤。谷疸寒热不食，头眩，心胸不安，茵陈蒿汤主之。女劳疸额上黑，微汗，手足中热，薄暮即发，膀胱急，小便自利，若腹如水状者不治，硝石矾石散主之。黄疸腹满，小便不利而赤，自汗，此表和里实，当下之，大黄硝石汤。凡疸而渴者难治，不渴者可治。发于阴部，其人必呕，阳部必振寒而发热。

喻嘉言曰：夏月天气热，地气湿，人受二气，内结发疸，与盦[1]酱无异，必从外感汗、吐、下三法，去其湿热。至谷疸、酒疸、女劳疸，则纯是内伤，与外感无涉。

阴疸一症，仲景之方论已亡，惟罗谦甫有茵陈四逆汤一方，以治过用寒凉，阳疸变阴之症，足补仲景之缺。

景岳谓：黄疸有四，一曰阳黄，二曰阴黄，三曰表邪发黄，四曰胆黄。阳黄因湿多成热，其症必身热烦渴，消谷善饥，小便赤涩，脉必洪滑，宜清湿热，用大分清饮、栀子柏皮汤。阴黄则全非湿热，多由内伤不足，不可以黄为意，宜培气血，四君子、温胃饮、六味、五福之属。表邪发黄而内热未清者，柴芩煎、茵陈五苓散之类。胆黄则受惊忧而伤胆气，宜与阴黄同治，必兼酸涩镇重，固其虚脱。如七福饮加龙骨、牡蛎之属。

---

① 盦（è遏）：覆盖物使发酵。

笔花氏曰：疸症之休咎，定于渴、不渴者，证津液之通与不通也。津液通，则不渴，而湿热易去；不通，则渴而湿热难行，其势然也。然而治阳黄易，治阴黄难，治女劳疸更难。至谷疸、酒疸皆阳黄之类也。余仕绥猺[①]时，山署[②]四面蒸沍，面目渐黄，溺涩不食，明知为疸矣。时因调闱[③]赴省，投以茵陈大黄汤，不应。商之于医，咸谓湿郁极重，前方合用胃苓汤，一剂而腹硬如石，大痛，手不可按，渐延胸膈，坐卧不能，奄奄垂毙矣。时已四鼓，余默思其理，自觉五中燥甚，急命制杏酪一瓯，饮之，痛减而睡，晨起即觅腐浆牛乳，并大进生地、麦冬、花粉及甘露法以收功。此滋阴治疸之法，故记之。

可见湿热症，亦有用养阴者，必然阴分素虚，热伤津液之故[④]。

黄疸汤头

桂枝加黄芪汤好，桂芪赤芍姜甘枣。
茵陈五苓治发黄，五苓茵陈加枣姜。
栀子大黄汤，香豉枳实栀大黄。
犀角地黄汤，生地赤芍麦冬良。

---

① 绥猺：绥，安抚；猺，即瑶（yáo　摇），少数民族。这句意思是指作者在粤东少数民族地区做县官。

② 山署：设在穷乡僻野的衙门。署：公署、衙门。

③ 闱（wéi　韦）：科举时代的试院。

④ 此段文字，原为眉批，今移于此。

茵陈蒿汤，栀子大黄。

硝石矾石散，麦粥饮和咽。

大黄硝石汤，黄柏栀子相。

茵陈四逆汤，茵陈附子草炮姜。

大分清饮通二苓，车泽山栀枳壳均。

栀子柏皮汤，栀柏甘草良。

四君子汤中和义，参术茯苓甘草比。

温胃饮用参术陈，扁豆干姜归草能。

六味地黄汤，山山熟地黄，丹苓兼泽泻，八味附桂相。

五福饮用参熟地，当归白术炙草记。

柴芩煎，治壮热，栀泻枳壳木通得。

茵陈大黄汤，再加栀子相。此方即前茵陈蒿汤。

胃苓汤，用五苓，再加平胃合而成。

甘露须天麦，生熟地黄芩，枳甘枇杷叶，石斛共茵陈。

七福饮用枣仁归，远志参甘地术为。

痰饮

《经》曰：岁土太过，饮发中满食减。又曰：太阳司天，湿气变物，水饮内蓄，中满不食。又曰：太阴所至，为积饮痞隔，土郁之发，为饮发注下。太阳之复，唾出清水及为哕噫。又曰：诸病水液，澄澈清冷，皆属于寒。考《内经》止有积饮之说，本无痰症之名，自仲景创之，而诸家言痰者纷纷矣。然痰与饮不同，饮为水液，停积胸腹间，而痰则稠浊无处不到，凡五脏之伤，皆能致之，当知其辨。

张子和[①]曰：痰症有五，风痰、热痰、湿痰、酒痰、食痰。留在中脘，亦令人憎寒发热，痞满自汗，有似伤寒者，特头不痛，项不强耳。

陈无择曰：病人百药不效，关脉伏而大，或眼皮眼下如灰烟黑者，皆痰也。

丹溪谓：二陈汤治一身之痰，下行上行，各加引药。

吴茭山[②]曰：八味者，治痰之本也。

庞安常[③]谓：肺受火不得清肃下行，则津液凝浊，不生血而生痰，当以润剂滋阴，如地、杞、麦冬之类。投以二陈，立见其殆。

景岳曰：治痰宜分缓急。风寒之痰，宜从辛散；脾胃之痰，宜去湿滞，兼扶中土；肾水虚泛之痰，宜壮水之源；阴火乘肺之痰，宜滋津液；火邪之痰，宜用清降。痰在膈上，在经络，及胶固稠浊者，非吐不去；在肠胃，可下而愈；在四肢，非竹沥不能达；在胁下，非白芥子不能除；在皮里膜外，非姜汁、竹沥不能开。

---

① 张子和：即张从正，字子和。金代医家。
② 吴茭山：即吴球，字茭山。明代医家。
③ 庞安常：即庞安时，字安常。北宋著名医家。

至于饮症，《金匮》云：其人素盛今瘦，水在肠间，沥沥有声，名痰饮。饮水流胁下，咳唾引痛，名悬饮。饮水归四肢，当汗不出，身体疼痛，名溢饮。咳逆倚息，气短不得卧，其形如肿，名支饮。水在心，心下坚筑短气，恶水不欲饮。水在肺，吐涎沫，欲饮水。水在脾，少气身重。水在肝，胁下支满，嚏而痛。水在肾，心下悸。心有留饮，其人背恶寒如掌大，或胁下痛引血①盆，咳嗽则转甚，或短气而渴，四肢历节痛，心悸。膈上病痰则喘咳寒热，背痛腰疼，目泣自出，其人振振身瞤剧。痰挟瘀血，遂成窠囊，惟苍术行之极妙。其余病痰饮者，当温药和之。治虚寒痰饮，用苓桂术甘汤、外台茯苓饮，及小半夏茯苓汤。

普明子曰：痰有燥湿之分，饮有表里之别。湿痰生于脾，滑而易出，二陈汤、六君子等主之；燥痰生于肺，干而难出，贝母瓜蒌散、人参清肺饮等主之；若肺火不能下降，致真水上泛，用六味丸以滋其阴。此治痰法也。饮之在表者，发热浮肿，香苏、五皮等合用以疏之；饮之在里者，或停心下，伏两胁，走肠间，变幻万状，用《外台》茯苓饮、苓桂术甘汤等，加苍术治之。此治饮法也。

笔花氏曰：浓则为痰，薄则为饮。莫非脾阳失职，饮食不为津液而为痰饮。古人所以治痰先理脾也。然而

① 血：疑为“缺”之讹。

痰饮之症，变状百出，妄见妄言，脉亦乍大乍小，无有定准，或肢体半寒半热，昼轻夜重，溺浊如朱，不知者，疑为鬼祟，而非也。先宜苓桂术甘汤等加苍术，旋用六君子等以收功。至于猝倒痰迷，及行入经络为患，则宜参厥逆、痹症之法治之。更有猝然老痰，结核在咽，亦非细故，宜用五倍子、玄明粉、枳实等，加咸药以软坚而化痰。带血者，加韭汁。若火痰用芩、膏；风痰用南、附；湿痰用苍、夏；食痰用楂、曲；酒痰用粉葛；老痰用蒌、贝；顽痰用海粉；经络痰用荆、竹沥，随症施之而已。

痰饮汤头

二陈汤半陈，甘草与茯苓。

八味地黄丸，六味附桂添。

苓桂术甘汤，只此四味良。

外台茯苓饮参术，生姜陈皮又枳实。

小半夏茯苓汤，茯苓三两半夏姜。

六君子汤治虚痰，四君又加陈半添。

贝母瓜蒌散贝蒌，茯苓桔梗橘红求。

人参清肺桑白皮，杏仁阿胶粟壳随，炙甘知母乌梅肉，一枣还须地骨皮。

香苏散，用苏叶，香附甘陈姜枣啜。

五皮饮用姜桑白，大腹五加茯苓叶。

滚痰丸用大黄芩，礞石沉香辰砂喷。

噎膈

《经》云：三阳结谓之膈。又云：胃病者，膈咽不通，饮食不下，则暴忧之病也。又曰：忧愁者，气闭塞而不行。又曰：形苦志苦，病生于咽嗌，治之以苦药。此症都由忧思伤脾，血液衰涸，胃脘枯槁而成，甚至郁气生痰，妨碍食路。古人谓食则暴吐，病在上焦从乎气；或吐而痛，痛而吐，病在中焦从乎积；若朝食暮吐，暮食朝吐，病在下焦从乎寒。其在上者，水饮可行，食物难入，名曰噎膈；其在下者，食虽可入，良久复出，名曰反胃。反胃则阳虚不化，可补可温；噎膈则气结不行，开助两难，故反胃轻而噎膈重。按诸方书，或作热结，或作寒结。然欲健脾理痰，则燥妨津液；欲生津养血，则润碍中州。唯视脉大有力，作热治，脉小无力，作寒治，色黄枯者，为虚寒，色红泽者，为实热，庶乎无误。

景岳谓脾主运化，而大络布于胸膈。肾主津液，其气化主乎二阴。故上焦之噎责在脾，治从温养；下焦之结责在肾，治宜滋润。古方治噎膈，以参、芪补气，竹沥清痰，姜汁去秽，牛乳、羊乳、当归、蜜汁润燥，皆良法也。然其中有情郁、气郁、挟虫、挟血、挟痰、挟食为患，均当按法施治。

普明子曰：噎膈属胃脘干槁，不宜投燥，半夏、二陈皆为禁剂，宜用启膈散以开关，佐以四君子、调中散；挟郁者，逍遥散。虽然，药虽逍遥而人不逍遥，无益也。

石顽治噎膈，以多饮牛羊乳为上策，或宰生鹅血乘热饮之亦佳。凡吐沫嘈痛，及粪如羊屎者不治。

笔花氏曰：噎膈一症，胃液枯涸，七情病也。治宜养中安胃，生津润燥为主。痰则消之，火则降之，瓜蒌、贝母实为的剂。而尤在病家静心善养。张鸡峰[①]曰：此症乃神思间病，当内观静养。斯言深中病情。道家谓欲求长生，先学短死。每午黑甜一觉，亦忘忧之法也。

噎膈汤头

启膈散沙参，丹苓贝郁金，砂壳同荷蒂，杵头糠五分。

四君子汤中和义，参术茯苓甘草比。

调中散治胃关通、陈米沙参三两同，二两丹参余一两，荷贝苓陈五谷虫。

逍遥散用柴归芍，苓术陈甘煨姜薄。

---

① 张鸡峰：宋代医家张锐，字子刚。因著有《鸡峰普济方》，故后人称之为张鸡峰。

反胃

按反胃症，王太仆[①]曰：食不得入，是有火也，食入反出，是无火也。《经》云：脾脉微急，为膈中。食饮入而还出，后沃沫。

仲景谓：无气则营虚而血不足，故胸中冷，其脉多浮而涩，若浮变为紧，则上下脘俱亡血，为难治。暴病吐谷不得下者，小半夏汤主之。胃反吐而渴欲饮水者，茯苓泽泻汤主之。胃反呕吐者，大半夏汤主之。脉弱，小便利，身有微热见厥者，难治，四逆汤主之。

景岳曰：反胃当辨其新久，酒食情郁，无非内伤，初起者胃气未坏，犹可标本兼治，若病既久，则当专用温补。若寒在上焦，则恶心欲吐，此胃脘之阳虚也，唯姜汤最佳，橘皮汤亦可；寒在中焦，则食入不化，半日复出，此胃中之阳虚也，宜理中汤、温胃饮，有痰则用金水六君煎；寒在下焦，而朝食暮吐，或入久而出者，此丙火不能传化，盖命门之阳虚也，非六味回阳饮及理阴煎不可。

其有大便秘结者，真阴枯槁也。阴虚兼寒者，以补阳为主，而大加当归、肉苁蓉、韭汁、姜汁之属；阴虚兼热者，以补阴为主，而加乳汁、童便、蜂蜜、豕膏之

① 王太仆：即唐代医家王冰，自号启玄子。

属。若因酒湿者，葛花解酲汤；胃火上冲者，半夏泻心汤；郁悒者，逍遥散。

古方用甘蔗汁二分，姜汁一分和匀，日三服。若倦怠垂死者，以人参一二两浓煎，加姜汁顿服。有用猫胞炙脆，陈酒调服。如有寒痰，用狗宝为末，陈酒服之。或陈香橼去瓤，入姜、附末焙燥，以独参汤送之。

反胃初愈，切忌粥饮，但以独参汤少加炒陈米，不时煎服，旬日后，方可小试稀粥。

其有咽喉阻塞，心膈满闷，暂用香、砂、枳、朴以开其结。如冷涎不已，心腹觉痛，用六君子汤加丁、藿。若饮热汤及椒、姜等，辄作呃者，瘀血阻滞气道也，代抵当丸如芥子大，细细咽之。

笔花氏曰：反胃之症，寒症居多，非若噎膈之胃脘枯燥也。但久吐则中州气弱，肝木上乘，胃液亦能枯涸，不难转而为噎。治此者，切勿轻用苦寒，伤其脾胃。医家好用泻心汤，极宜斟酌。

反胃汤头

小半夏汤，加一生姜。

茯苓泽泻汤苓泽，生姜甘草桂枝术。

大半夏汤用人参，半夏白蜜三味成。

四逆汤，须冷服，附子干姜甘草足。

橘皮汤治干呕哕，橘皮生姜煮服美。

理中汤用术参姜，炙草还加制附刚。

温胃饮用参术陈，扁豆干姜归草能。

金水六君虚实到，熟地夏陈归苓草。

六味回阳参附归，熟地干姜甘草炙。

理阴煎用炙草归，熟地干姜附肉桂。

豕膏用猪脂，白蜜同炼净，当归或先煎，姜汁或相并。

葛花解酲汤，葛花砂蔻香，青陈参苓术，神曲泻猪姜。

半夏泻心汤芩连，人参干姜半枣甘。

逍遥散用柴归芍，苓术陈甘煨姜薄。

代抵当丸大黄生，归桃山甲桂玄明。

馎[①] 杂

《经》云：饮食入胃，游溢精气，上输于脾，脾气散精，上归于肺。脾与胃以膜相连耳。而脾属阴，主乎血；胃属阳，主乎气。故胃易燥，全恃脾之阴以和；脾易湿，全恃胃之阳以运，此后天生化之源也。若脾阴一虚，则胃家饮食游溢之精气，全输于脾，不复稍留以自润，斯胃过于燥而有火，欲得食以自资，稍迟则馎杂愈甚，得食则可暂止，久之则三消，噎膈诸症作矣。治宜养营血，补脾阴，兼补胃阴，甘凉润濡，稍佐微酸，此

① 馎：同“嘈”，下同。

良法也。

嘈杂一症，腹中空空，似饥非饥，似辣非辣，似痛非痛，而胸膈懊侬，莫可名状。或得食暂止，或食已复嘈，或兼恶心而见胃痛。大抵食已即饥，虽食不饱者，火嘈也。痰多气滞，似饥非饥，不喜食者，痰嘈也。酸水浸心而嘈者，戚戚膨膨，食少无味，此脾气虚寒，水谷不化也。火嘈者，宜清火而兼养阴，用二阴煎、四阴煎之类。痰嘈者，宜降痰，二陈汤及大和中饮之类。若中焦痰火相兼而嘈者，三圣丸、软石膏丸之类。若脾胃虚寒，停痰滞食，吞酸呕恶而嘈者，和胃饮、二陈汤、温胃饮、六君子汤之类。

笔花氏曰：嘈杂之症，有火嘈、痰嘈之别，愚谓痰滞胸膈，或嗳满，或心悸则有之，何能作嘈？其嘈者，亦为火所迫耳。夫痰为火迫，则其痰必燥，故胸中似辣非辣，宜以二冬、二母等润之，方能降火而清痰，古方用二陈汤，嘈非愈增其燥，而嘈愈甚乎。况此症明属脾阴不足，胃液枯燥所致，惟有滋阴合甘凉之法治之，庶不变生他患，若芳燥不宜用也。

嘈杂汤头

二阴煎用生地冬，玄参苓枣草连通。

四阴煎用生地麦，沙参苓甘百合芍。

二陈汤半陈，甘草与茯苓。

大和中饮陈实砂，麦芽厚朴泽泻楂。

三圣丸治痰火嘈，白术橘红黄连炒。

软石膏丸痰火重，香附半南栀子共。

和胃饮，治霍乱，陈朴干姜炙草验。

温胃饮用参术陈，扁豆干姜归草能。

六君子汤治虚痰，四君又加陈半添。

三 消

《经》云：二阳之病发心脾，其传为风消。又曰：心移寒于肺，为肺消。饮一溲二，死不治。心移热于肺，为膈消。又曰：五脏脆者，皆善病消瘅。胃中热则消谷，令人悬心善饥。胃中热，肠中寒，则疾饥，小腹痛胀。又曰：口甘者，五气之溢，五味之津液在脾，此肥美之所发也，名曰脾瘅。肥者令人内热，甘者令人中满，其气上溢，转为消渴，治之以兰，除陈气也。

水泉不止，膀胱不藏，失守者死。①

按三消症，三焦受病也。上消者，肺病也。凡心脾阳明之火，皆能熏炙，故又名膈消。其症大渴引饮，随饮随渴，津液枯涸也，人参白虎汤主之。中消者，脾胃病也，又名消中。其症多食善饥，日加瘦削，古方以调胃承气汤及三黄丸主之。下消者，肾病也，故名肾消。其症烦躁引饮，耳轮焦，溺如膏，肾水亏极之症也，六

① 水泉不止，……失守者死：为眉批，现移于此。

味地黄丸主之。

丹溪治消渴，以养肺降火生血为主，俱用四物汤。上消加五味、人参、麦冬、花粉、藕汁、生地汁、人乳之属；中消加知母、石膏、滑石以降胃火；下消加黄柏、知母、熟地、五味以滋肾水，常饮澡丝汤代茶。石顽谓：能食而渴者，人参白虎汤。不能食而渴者，钱氏白术散去木香，倍加干葛。

丹溪曰：肾水属阴而本寒，虚则为热；心火属阳而本热，虚则为寒[①]。

普明子曰：治上消，宜用二冬汤以润肺而清胃；治中消，宜用生地八物汤以清胃而滋肾；治下消，宜用地黄汤合生脉散以滋肾而补肺。

笔花氏曰：三消之症，皆燥热结聚。古方人参白虎汤，及丹溪用养肺降火生血之法，已臻美备。故后世治上消者清肺，治中消者清胃，治下消者滋肾。而惟普明子之治法，更极周密，其治上消而兼清胃者，使胃火不得伤肺也。中消而兼滋肾者，使相火不得攻胃也。下消而兼补肺者，滋土源以生水也。盖三消之治，不必专执本经，而滋其化源，则病易痊矣。然此症有水亏，亦有火亏，更宜斟酌。若寻常消渴，惟天花粉为神药。其外兰香叶、白葵花，亦可合知、柏用也。

---

① “肾水属阴而本寒，虚则为热；心火属阳而本热，虚则为寒”段文字原在“丹溪论消渴”天头处，现移于此。

三消汤头

白虎汤治阳明热，知母石膏糯甘得。加人参即名人参白虎汤

调胃承气汤，芒硝甘大黄。

三黄丸治积热，芩连大黄等分末。

六味地黄汤，山山熟地黄，丹苓兼泽泻。八味附桂相。

钱氏白术散四君，藿香木香干葛成。

四物汤治血，归芎熟地芍。

二冬汤用天麦参，花粉知母甘草芩。荷叶一钱煎。

生地八物汤知柏，芩连山药丹皮麦。荷叶一钱煎。

生脉散治热伤气，人参麦冬北五味。

关格

《经》云：人迎一盛病在少阳，二盛病在太阳，三盛病在阳明，四盛已上为格阳。寸口一盛病在厥阴，二盛病在少阴，三盛病在太阴，四盛已上为关阴。人迎与寸口，俱盛四倍已上为关格。又曰：邪在腑则阳脉不和，气留之而阳气太盛，阴气弗能荣也，故曰格。且阴脉不利，血留之而阴气太盛，阳气弗能荣也，故曰关。阴阳俱盛，不得相荣，故曰关格。

仲景谓关则不得小便，格则吐逆。丹溪谓寒在上，

热在下，两寸俱盛四倍，法当提吐，不必在出痰也。

景岳谓：人迎察六腑之阳，寸口察五脏之阴，人迎盛至四倍，此孤阳独见，水不济火也，名曰溢阳，为外格，言阴格于阳也。寸口盛至四倍，此元阴无主，气不归经也，名曰溢阴，为内关，言阳关于阴也。若人迎寸口俱盛至四倍已上，且大且数，此其阳气不藏，故阴中无阳，阴气不升，故阳中无阴，阴阳相离，故曰关格。总由酒色情欲，以致真阴败竭，元海无根，所为亢龙有悔之象也。其脉则如弦如革，洪大异常；其症则脉动身亦动，凡乳下脐旁，无不舂舂然，振振然，与脉相应；其形气则上有微喘，而动作则喘甚；肢体无力，而瘖寐多慌张。谓其为虚损，则无劳嗽等症，谓其为痰火，又无邪热等象，此关格之所以异也。治此者，宜以峻补真阴为主。凡兼阳脏者，必多热，一阴煎；兼阴脏者，必多寒，宜大营煎、右归饮之属；若不热不寒，宜五福饮、大补元煎之类治之。

普明子曰：小便不通，因而吐食，名曰关格，假苏散治之。

有宗丹溪之说者，以为阳气结于上，阴液衰于下，用半夏泻心汤及进退黄连汤之属，姑存其说。

笔花氏曰：阳极盛则阴消，刚决柔也，于卦为夬，于病为格；阴极盛则阳消，柔变刚也，于卦为剥，于病为关；若剥尽不能生复，夬尽不能生姤，则阴阳隔绝，合为未济之卦而成关格。夫病至关格，《月令》所谓阴阳争，死生荡之时矣。然而穷极反本，思鸿濛[1]甫阐，先有坎水，故肾为天一之元，治此者，唯有大滋肾阴一法，必审其实有气结脘闭，或痰涎凝遏，方可佐以开痞通阳，然亦不可过剂也。

关格汤头

一阴煎用生熟地，丹参冬芍牛甘记

大营煎用地杞桂，归杜牛膝炙草配。

右归熟地萸杞好，附桂杜仲山药草，气虚参术干姜找。

五福饮用参熟地，当归白术炙草记。

大补元煎参熟山，萸杞当归杜仲甘。

假苏散用通苓陈，麦芽瞿麦香附荆。

半夏泻心汤芩连，人参干姜半枣甘。

进退黄连汤干姜，桂枝参夏甘枣相。

呕 吐

《经》云：诸逆冲上，皆属于火。诸呕吐酸，暴注下迫，皆属于热。又云：足太阴病，舌本强，食则呕，胃脘痛，腹胀善噫。足厥阴肝所病，胸满呕逆胁痛。邪在胆，逆在胃，胆液泄则口苦，胃气逆则呕苦。又曰：

① 鸿濛：旧时指宇宙形成以前的混沌状态。

寒气客于肠胃，厥逆上出，故痛而呕也。

呕逆之症，呕者声与物俱出，吐者有物无声，哕者有声无物。王太仆曰：食不得入，是有火也。食入反出，是无火也。

《金匮》云：呕而胸满者，吴茱萸汤主之。呕而肠鸣心下痞者，半夏泻心汤主之。哕逆者，橘皮竹茹汤。干呕吐沫者，半夏干姜散。

徐东皋云：胃虚者，呕吐恶食，兼寒者恶寒，或食久还吐，脉迟而涩，此皆虚寒也，宜藿香安胃散、理中汤，甚者用丁香煮散温补。胃中郁热，及饮食积滞而呕者，则喜凉而渴，或恶食烦满，脉洪大而数，此皆实热也，竹茹汤、麦门冬汤清之。食积则二陈及保和之类消之。

景岳曰：实邪在胃作呕。寒滞者，必多疼痛；食滞者，必多胀满；气逆者，必多胁肋痛胀；火郁者，必多烦热燥渴，脉洪而滑；外感者，必多头身发热，脉数而紧。舍此以外，则皆胃虚所致，宜六君子等和之。寒甚者，温胃饮。有痰饮者，苓术二陈煎。惟有暑用香薷饮，有火用二陈加生姜、芩、连。至疟邪作呕，则表邪内陷，但解表邪而呕自止。

若吐蛔者，胃热甚则蛔无所容，宜清其火，抽薪饮；胃寒甚则蛔不能存，宜温其胃，乌梅丸。至胃气虚，无食而吐蛔者，此仓廪空虚，蛔求食而上出也，速用理中汤、圣术煎等以补之。

有因大便秘结而呕者，须加血药润之，不愈，用蜜煎导之，下窍开则上窍受也，其火衰不能生土者，八味丸。

凡点滴不入者，姜米炒川连亦效。

笔花氏曰：呕吐症，寒者居其七八，热者不过二三。凡郁郁作闷，唇舌淡白，食久而出，泛泛欲呕，或吐物酸臭，寒也。若直冲而出，呕亦连声，唇红舌赤，热也。凡暑吐必兼烦渴，其势与热吐同。发痧呕吐，膈必胀满，头旋眼花。肝扰呕吐，胁下有气上冲，呕声不绝，亦有酸味如醋。病虽不同，然而脾虚则呕，胃虚则吐。孙真人[1]曰：呕家圣药是生姜。至言哉。

呕吐汤头

吴茱萸汤治呕吐，人参生姜大枣助。

半夏泻心汤芩连，人参干姜半枣甘。

橘皮竹茹汤，参草枣生姜。

半夏干姜散，等分为末咽。

藿香安胃藿丁香，人参陈皮并生姜。

理中汤用参术姜，炙草还加制附刚。

丁香煮散黄秫米，石莲姜枣煮粥糜。

竹茹汤治胃热吐，半夏干葛甘草做。

麦门冬汤天麦地，桑苑贝梗甘竹味。

---

① 孙真人：即唐医学家孙思邈。

二陈汤半陈，甘草与茯苓。

保和丸用曲楂苓，连翘莱菔半夏陈。

六君子汤治虚痰，四君又加陈半添。

温胃散用参术陈，扁豆干姜归草能。

苓术二陈煎合方，四苓二陈加干姜。

香藿饮，用扁豆，厚朴香薷甘草凑。

抽薪饮用芩柏栀，泽枳甘通石斛宜。

乌梅丸用桂枝辛，连柏姜椒归附参。

圣术煎用好冬术，干姜肉桂陈皮得。

八味地黄丸，六味附桂添。

霍　乱

《经》云：清气在阴，浊气在阳，营气顺行，卫气逆行，清浊相干，乱于肠胃，则为霍乱。又云：足太阴厥气上逆，则霍乱。

仲景曰：霍乱头痛身疼，热多欲饮水者，五苓散主之。寒多不欲水者，理中丸主之。

按霍乱一症，上吐下泻，挥霍撩乱，此寒湿伤脾之症也。有因贪受风凉，露坐湿地，有因嗜食生冷，油面杂进，脾胃既伤，则不能容受，从上则吐，从下则泻。且易受邪者，中土素虚，既吐既泻，则更虚矣。治此者，唯有和胃健脾一法，先以淡姜盐汤徐徐饮之而吐，察其胃口未清，或胀或痛者，以和胃饮、平胃散等酌用；邪甚于下者，五苓散、苓术二陈煎之类；若无胀无痛者，虚寒也，用六君子、温胃饮等；生冷寒胜者，加肉桂、炮姜、吴萸。若霍乱后，身热不退，脉数无汗者，有表邪也，前治法中酌加柴胡、桂枝，甚者宜用麻黄。万勿以苦寒之品杂之。

其有霍乱而转筋者，俗名吊脚痧，足腹之筋，拘挛急痛，甚至牵缩阴丸，痛迫小腹，最为急候，此足阳明厥阴气血俱伤之症也。《内经》言经筋之病，寒则反折筋急，即此意也。仲景谓吐利汗出，发热恶寒，四肢拘急厥冷者，四逆汤主之。陈无择曰：阳明主润宗筋，今吐下顿亡津液，诸脉枯削，宗筋失养，必至挛缩，甚则卵缩舌卷，为难治。景岳曰：转筋腹痛，因胃气暴伤，致阳明厥阴血燥而然，法当养血温经，乃为正治。若邪滞未清，和胃饮加肉桂、木瓜；气虚者，四君子加当归、厚朴、肉桂、木瓜之类；阴虚少血者，理阴煎加肉桂、木瓜。寒甚者，木瓜汤酌加附、桂、干姜。张路玉谓：吐泻者，湿土之变也；转筋者，风木之变也。此症风木行脾，宜平胃散加木瓜。脉将绝者，以盐纳脐中，用艾火灸之。《千金》法治转筋，男子以手挽其阳，女子以手揪两乳，甚效。

更有干霍乱症，欲吐不得，欲泻不得，搅肠大痛，胀急闷乱，变在须臾。此因内停饮食，外闭寒邪，阴阳格拒，气道不通，不速治，多致暴死。急以炒盐汤探而吐之，先去其滞隔而通其清气，然后以排气饮、神香散等降其浊气，二日内切勿进粒米粥饮，得食必复发也。若但觉小腹先疼，或心腹俱痛胀痞，不能屈伸，名为绞肠痧，此因暑火流注脏腑，宜正气散，或二陈加厚朴、炒栀，或六和汤及四苓加苏、薷、瓜、夏之属，然此等症，总先以炒盐汤探吐痰涎为最。

笔花氏曰：呕吐霍乱之症，果有暑邪热毒，蕴于脾胃，即用白虎及芩、连清降其火，亦属正治，若并无火脉火症，则即胃气虚寒，自宜以和中安胃为主，一切苦寒，皆仇药也。乃时医一见吐症，辄泥于“诸逆上冲，皆属于火”之说。又疑为肝阳犯胃，疑为痰滞中焦，妄用黄连竹茹之属，且习用仲景开痞之泻心汤，俾芩连与姜、夏、参、枳并用，从此温燥无功，胃阳愈困。然仅在呕吐，犹可挽回，至若霍乱、转筋之候，大吐大泻之余，脾胃垂脱，阳气衰微，斯即纯用温补回阳，犹虞不逮，一见芩、连，入口即败，而亦用此泻心汤、左金丸等，寒热杂投。试问此时此状，是诚何心，而可作脚进脚出之地耶。近因习医者不能作案，日捧《临症指南》以为秘本。见里症诸方，不论有无痞气，泻心居多，从此成为风气，贻害苍生，有志者诚可痛恨也。

霍乱汤头

五苓散，本四苓，猪赤泻术加桂成。

理中丸用参术姜，炙草还加制附刚。

和胃饮，治霍乱，陈朴干姜炙草验。

平胃散，制苍术，炙草陈皮同厚朴。

苓术二陈煎合方，四苓二陈加干姜。

六君子汤治虚痰，四君又加陈半添。

温胃饮用参术陈，扁豆干姜归草能。

四逆汤，须冷服，附子干姜甘草足。

理阴煎用炙草归，熟地干姜附肉桂。

木瓜汤，用茴香，吴茱紫苏炙草姜。

排气饮，用木藿，香附泽枳陈乌朴。

神香散，治气痛，丁香白蔻研末共。

藿香正气芷腹苓，半朴苍苏桔草陈。

二陈汤半陈，甘草与茯苓。

六和汤人参，扁朴甘半苓，香薷木瓜藿，姜枣杏砂仁。

泄泻

《经》云：清气在下，则生飧泄，浊气在上，则生䐜胀。又曰：脾病者，虚则腹满肠鸣，飧泄，食不化。肝所生病，胸满呕逆飧泄。胃中寒，肠中热，则胀而且泄。寒气客于小肠，不得成聚，故后泄腹痛。肺脉小甚为泄，肾脉小甚为洞泄。又曰：长夏善病洞泄寒中，湿胜则濡泄，久风为飧泄。泄而脉大为难治，泄而腹满甚者死。

按泄泻无不本于脾胃，胃为水谷之海，而脾主运化，使脾健胃和，则水谷腐熟而化气化血以行营卫矣。若脾胃受伤，则水反为湿，谷反为滞，气不输化而泄利作矣。泻多必亡阴，故泻久，则自太阴传于少阴，而为肠澼。

丹溪云：泻多因湿，惟分利小水为上策。按泄泻每多小水不利，如因湿胜者，一时水土相乱，并归大肠也；因热胜者，火乘阴分，水道闭涩也；因寒者，小肠之火受伤，气化无权也；因脾虚者，土不制水，清浊不分也；因命门火衰者，真阴亏损，元精枯涸也。诸症唯湿热者可利。

治泻之法，湿热则口渴溺赤，或利如蟹渤，宜清利，四苓加条芩。寒湿则下利清谷，宜燥脾，异功散加谷芽、木香。食积则满闷嗳腐，泻下臭秽，宜行滞，平胃、保和等合用。脾虚则面色皖白，食少便频，宜补土，香砂六君子汤。肾虚则五更天明，依时作泻，宜固命门，四神丸、加减七神丸。

更有酒泄之症，多留湿热。丹溪治伤酒晨泻者，理中汤加葛根，或吞酒蒸黄连丸。气虚者，六君子。有气泄症，遇怒则泄，此肝木克脾也，先用胃苓汤，脾虚则继服温胃饮、圣术煎。有风泄症，因风寒在胃，脾土受伤，《经》所谓“春伤于风，夏生飧泄”之属，若因风热而泄，即伤寒外感热利之属，寒者温胃饮，热者四苓散。

笔花氏曰：泄泻者，土病也。无论飧泄、洞泄、气泄、风泄、食泄，无不本于脾虚，唯暑湿及伤寒热结旁流，宜用清利，不便骤补耳。其他则虽导滞攻邪，总宜以四君子汤为主而加减之。然暑症泄利过多，往往有一昼夜而骤脱者，察其暑邪渐清，速宜大补脾阳，继以顾肾而兼止涩，盖脾病之变甚速，切须留意，贫家无力服参，全恃白术。《临症指南》矫而罕用，真异端之见也。

泄泻汤头

四苓散用猪赤苓，泻术加桂即五苓。

异功散最宜，四君加陈皮。

平胃散，制苍术，炙草陈皮同厚朴。

保和丸用曲楂苓，连翘莱菔半夏陈。

香砂六君治胃寒，六君又加香砂添。

四神丸用补骨脂，肉蔻五味又吴茱。

加减七神丸，补骨木香全，吴茱苓肉蔻，白术又车前。

理中汤用参术姜，炙草还加制附刚。

酒蒸黄连丸，黄连酒浸蒸晒研。

胃苓汤，用五苓，再加平胃合而成。

温胃饮用参术陈，扁豆干姜归草能。

圣术煎用好冬术，干姜肉桂陈皮得。

痢

《经》云：肾所生病为肠澼。饮食不节，起居不时，阴受之。五脏䐜塞，下为飧泄，久为肠澼。又曰：阳络伤则血外溢而衄血；阴络伤则血内溢而后血。又曰：肠澼便血，身热则死，寒则生。肠澼下白沫，脉沉则生，浮则死。肠澼下脓血，脉悬绝则死，滑大者生。《素问》曰：大热内结，注泄不止，热宜寒疗，结腹须除，以寒下之，结散利止，则通因通用也[①]。如有表邪内缩，当散表邪而愈。

痢症即《内经》之肠澼也。方书因其闭滞不利，又谓之滞下。仲景用建中汤治痢，不分赤白新久，腹大痛者神效。其虚坐努责，此为亡血症，倍加生地、归身、白芍、桃仁佐之，又以陈皮和之，血生乃安。

东垣云：湿热肠澼，甚者凉血地黄汤。如小便赤，脐下闷痛后重，加木香、槟榔末各五分。若大便闭塞，里急后重，数至圊[②]而不能出，或少有血，有白脓，切勿利之，利则反郁结不通，宜以升阳除湿防风汤，举其

---

① “大热内结……则通因通用也”一段为王冰注文。

② 圊（qīng 清）：粪槽，厕所。

阳，则阴自降矣。

戴元礼[①]曰：滞下之症，气滞成积，当顺气开胃为先，初起不问赤白，凡里急后重者，宜藿香正气散加丁香五分，若赤痢及有鲜血者，前方加黑豆三十粒，或黄连阿胶汤，热甚则白头翁汤。外发热者，败毒散。若色暗如瘀，服凉药而所下愈多者，作冷痢治，理中汤，或四君子加肉果、木香。

陶节庵曰：阳症内热而下鲜血，阴症内寒而下紫黑血，或成块如猪肝状。

景岳曰：因热贪凉，过吞生冷，迨大火西流，阳消阴长之时，则伏阴内动，乘机而起，故寒湿脾病，多在七八月之间，其夏月犯之即病者，脾胃本虚也，讵得概以寒凉治之。

喻氏曰：夏秋暑、湿、热三气交蒸而成痢，必从外出之，首用辛凉以解表，次用苦寒以清里，一二剂愈矣。失于表者，外邪但从里缩，不死不休。故百日之远，仍用逆流挽舟法，引其邪而出之，则死症可活。惟新受暑毒，大渴大下，应从《内经》“通因通用”之法，大黄、黄连、甘草三味，连进以缓其势，不可发汗。若久痢当从少阳半表半里之法，逆挽其下陷之清气，此亦是和法也。《金匮》云：下痢脉反弦，身热自汗者可愈，即此意也。

---

① 戴元礼：即戴思恭，字元礼。明医家。

李士材曰：赤为热，白为寒。亦非确论，须以色脉辨之。如烦渴喜冷，脉数者，热也；胀满拒按，脉弦而实者，实也，外此则皆虚寒矣。然口渴亦有因亡津，腹痛亦有喜按而不胀，小便短赤亦有液涸而色变，后重亦有因气陷。总在求其何邪致病，何脏受伤，湿热者去之，积滞者消之，因于气者调之，因于血者和之。新感而实，可以用通。久病而虚，可以用塞。且久痢必损肾，设非桂、附大补命门之火，以复肾中之阳，以救脾家之母，则饮食何由进，门户何由闭，真元何由复。

程钟龄治痢初起，用治痢散神效。腹胀痛，佐以朴黄丸；若日久脾虚食少者，异功散加白芍、黄连、木香，清而补之；若邪热秽气，塞于胃脘，呕逆不食者，开噤散启之；气虚下陷者，补中益气汤升提之；久痢变为虚寒，肢冷脉微者，附子理中汤加桂温之，盖久痢必伤肾也。

诸痢证治

痢有因外感风邪，由三阳而内缩者，小柴胡汤、神术汤症也。有三阴自痢而脉微、肢冷者，桂枝汤、理中汤症也。有素禀阴虚，感寒而痢，体薄脉微，宜八味加故纸、肉果、阿胶，兼用理中合升麻、桂、附间服，此症为痢药害者不少。

若寒湿痢，身痛、头疼，亦有三阳症，五苓散宜之。湿火痢，肛坠后重，湿胜腹不痛，热胜腹大痛。亦有三阳症，河间黄连汤宜之。燥火痢，烦渴口燥，肛门热痛，脓血稠粘，当归大黄汤合益元散宜之。

其泻痢之症，并无虚坐努责，但觉倦怠，赤白兼下，应利、应补、应温，临症审酌。更有疟痢之症，症邪内陷，元气不升，为疟后痢，补中益气汤提之。喻氏从少阳治，用小柴胡汤。若痢久亡阴，阴阳两虚，恶寒发热，似作疟状，为痢后疟，亦用补中益气。生生子[①]云：疟痢发烧、过吞生冷，则变为痢，痢不愈，复继以疟，宜用十味六和汤或内缩煎。

下痢纯血者，风也，宜凉血祛风，归、防、芩、桃之属。有湿热，兼清利；有紫块，是死血，桃仁、滑石行之。血痢不愈，属阳虚阴脱，八珍汤加升提。甚则阵阵自下，厥冷脉缩，元气欲绝也，附子理中汤。

下痢白脓者，脏腑之脂膏，气受病也。大约寒多而热少，宜调气养脏。若冻胶鼻涕者，为冷痢，非姜、桂、香、砂莫效。若色如豆汁者，脾经受湿也，宜分利之。

有五色痢者，白者浮近脂膏，赤者切于肤络；紫红紫白，则离位稍久，阴凝血败而然；至黄黑色深而脓厚秽臭为火症；色淡不甚臭为寒症；若青黑而腥薄者，此肝肾腐败之色，不治。

或糟粕不实者，痢久而肠胃虚弱也，异功散。积滞

① 生生子：即孙一奎，字文垣，生生子为其号。明代医家。

未净者，稍加厚朴。

下痢里急后重、病在广肠以下之处，不在脾与肾也。中焦有热，则热邪下迫；有寒，则寒邪下迫；气虚，则气陷下迫。当以治痢为主，白头翁汤、补中益气加诃子皮等随症治之。

下痢腹痛，惧按为实，喜按为虚，欲饮冰水为热，喜暖手熨为寒。寒在中者，治宜温脾，寒在下者，治宜温肾。气滞则顺气，血虚则和血，挟热则清脾；若下血四散如筛，腹中大痛，此阳明热毒气冲，当升阳去湿和血汤。其有脉迟数不匀，或时歇止者，此痧痢腹痛也，刮其痧而痛自止。

下痢绕脐痛者，湿毒与食停在下脘，糟粕欲行不得行，乃逼迫脏腑脂膏，由小肠刮下，故痛在绕脐而下，且小肠为邪迫，不能分利，故小便短缩。

大孔肿痛，湿热下流也。实者芩、连以清之，虚寒久病者，参、术以温之，痢止则痛止，亦如后重之法。

痢而口渴者，火甚，竹叶石膏汤。然此症下多亡阴，津涸而渴者多，宜滋其阴，更宜补气。古人谓气之升即为水，气为水母，气充则渴自止也。

下痢不食，莫作噤口，积滞失运居多，保和丸最稳，心下坚痛者下之。

痢而作呕，恶心欲吐，此胃气不和也，生姜陈皮白术汤。因火上逆者，必有烦热胀满，加姜汁炒黄连，虚者加参术。若积滞毒气上攻者，木香导滞丸。

下痢呃逆，丹溪以气从上冲属火，古方多以胃弱言之，久痢每多此症，下多亡阴也。火则橘皮竹茹汤，虚则参术煎汤调益元散，亦有导滞而愈者。

下痢谵语，内有燥屎也。《内经》云：痢而谵语，下之乃安。

噤口痢者，胃中湿热之毒，薰蒸清道，胃口闭塞也，开噤散启之。亦有误用兜涩苦寒而成者，亦有宿食痰火挟热，因下焦不通，从上而呕者，此其胸膈必胀，宜消导，不宜苦寒。若暑邪拒格三焦，气机逆闭，半夏泻心去甘草为允当。毒气上攻者，败毒散，脾胃虚寒者，仍宜温补。

按此症有用参苓白术者，有用人参石莲者，大都因胃虚故也[1]。

休息痢者，或余邪未净，或饮食劳欲，以致止而复发，邪则清之，虚者补之，升之。

小便不利者，邪热迫奔于大肠，必郁结于膀胱，故气不能化也，宜清膀胱之热，以分消其势，喻氏所谓“开支河[2]”也。

下痢身重，喻氏谓脾肾大虚，将传水肿，用肾气丸。东垣用升阳益胃汤，局方用羌活胜湿汤，使湿从汗解而邪自散。

---

① 此段文字，原为眉批，今移至此。
② 开支河：即分利小便。

痢后浮肿，乃脾虚有湿，五苓散加白术、肉桂、升麻立效。

下痢脱肛，虚寒症居多，诃子皮散、补中益气汤皆验。

痢后枯细，此湿热恶血流入经络，留滞隧道而成。两腿肉消，膝盖肿痛，不治则成鹤膝，用苍术、黄柏、白芍、龟板为丸，以四物汤加牛膝、桃仁、红花、陈皮煎汤送下，气虚加参、术。

痢后风者，或劳役，或房劳、风邪乘虚内侵，致腿软瘘肿，麻痹不仁，宜防风汤加续断、虎骨。阴虚者，更补命门。

笔花氏曰：痢为险恶之症，生死所关，故博引众说，分症论治，不惮详明，所以备临症之酌用也。时医不问病源，但以槟、朴、香、连，概治一切之痢，在暑痢则偶尔倖中，设遇风邪内缩之症，则邪何从而出？设遇虚寒之痢，则元气愈迫其伤，此书之不能不多读也。末后一条，引程钟龄之治痢散，方以葛根为君，不论风暑寒湿，先开出邪之路。善哉此方乎，余屡用而屡验矣。其实有浊阴内结，噤口不食，或大痢不止者，则惟鸦片烟能止之，亦良方也。

痢症汤头

建中汤用芍桂枝，甘草饴糖姜枣施。

凉血地黄汤知柏，青皮槐角当归叶。

升阳除湿防风汤，白术茯苓白芍苍。

藿香正气芷腹苓，半朴苍苏桔草陈。

黄连阿胶汤，再用茯苓帮。

白头翁汤用黄连，秦皮黄柏共水煎。

败毒散用参苓草，羌独柴前枳壳好，川芎桔梗共牛蒡，荆防薄荷就是了。

理中汤用参术姜，炙草还加制附刚。

四君子汤中和义，参术茯苓甘草比。

治痢散，用葛根，查麦茶陈芍苦参。

朴黄丸，用大黄，厚朴陈皮与木香。

异功散最宜，四君加陈皮。

小柴胡汤赤芍芩，枣姜甘草夏人参。

神术汤，用苍术，防风甘草加葱白。

桂枝汤治太阳风，赤芍桂甘姜枣从。

八味地黄丸，六味附桂添。

五苓散，本四苓，猪赤泽术加桂成。

河间黄连汤，当归甘草三味良。

当归大黄汤，二味燥血方。

益元散用朱甘滑，除却朱砂名六一。

补中益气芪术陈，参草升柴当归身。

十味六和参，扁朴甘半苓，香薷木瓜藿，姜枣杏砂仁。

内缩煎用羌柴参，枳桔芎甘薄荷苓。

八珍补阴阳，四君四物相。

和血汤归芎，升麻生地同，青皮槐米术，荆芥共研冲。

竹叶石膏汤最凉，夏麦参甘粳米将。

保和丸用曲楂苓，连翘莱菔半夏陈。

生姜陈皮白术汤，三味和胃定呕良。

木香导滞丸，白芍厚朴连，当归大黄茯，芒硝神曲丸。

橘皮竹茹汤，茯苓半夏相。

开噤散参连，丹参与石莲，苓陈冬瓜子，菖蒲米蒂煎。

半夏泻心汤芩连，人参干姜半枣甘。

金匮肾气丸，六味附桂牛车前。

升阳益胃参术芪，黄连半夏草陈皮，白芍柴胡羌独活，防风泽泻枣姜宜。

羌活胜湿汤防风，羌独藁本蔓草芎。

诃子皮散诃粟壳，干姜广皮固肠脱。

四物汤治血，归芎熟地芍。

防风汤，加四君，牛杜附子羌活灵。

卷六 金属

劳 瘵

《经》云：五谷之精液，和合而为膏者，内渗于骨空，补益脑髓，而下流于阴股。阴阳不和，则使液溢而下流于阴。髓液皆减而下，下过度则虚，故腰背痛而胫痠。又曰：五脏主藏精者也，不可伤，伤则失守而阴虚。心怵惕思虑则伤神，神伤则肉脱毛悴。有所劳倦，则胃气热而内热，劳则喘汗，内外皆越，故气耗。至于心眈欲念，君火动于上，相火应于下，涸泽燎原，未有不伤及于肾者。可见虚痨之症，气血兼伤。古人治此，唯有救脾、救肾二法。盖土为万物之母，水为万物之元，脾安则金安而水安，肾安则木安而火安也。然而阴虚则火浮于肺，润肺必碍乎脾，阳虚则寒动于脾，理脾又碍乎肺。惟能察其缓急，但以纯甘壮水之剂，降虚火而复真阴，一切寒凉辛燥，勿使偏胜，则自以渐而愈。如实有火甚，用甘凉醇静之品为佳。

普明子曰：虚劳由于吐血，吐血由于咳嗽，本于风寒，故有外感。先用止嗽散，加荆、防、苏梗，散后肺虚，异功散补脾土以生肺金；虚中挟邪，团鱼丸解之。咳嗽虚损渐成，乃用紫菀散、月华丸清而补之。若吐血而脉数内热口燥者，用四生丸；吐止后，则用生地黄汤、六味丸等补之；如脉迟口润，体质虚寒，四君子汤及理中汤主之；吐血成升斗者，先用花蕊石散，随用独参汤，贫者以归脾汤代之。若咳嗽吐红，渐成劳瘵，察其内热甚者，清骨散；阴虚脾弱者，逍遥散、八珍汤；如元气大虚，变症百出者，人参养荣汤；若水泛为痰，谓之白血，难治也。

若久咳时吐白沫，此肺痿也，保和汤治之。吐脓血而胸痛者，此肺痈也，加味桔梗汤治之。如咽痛音哑喉疮，劳病至此，阴涸阳浮，多属难起，百药煎及通音煎治之，柳华散吹之，服六味丸。其外如梦遗精滑者，秘精丸或十补丸；女人经水不调，及室女经闭成损者，用泽兰汤、益母胜金丹等；传尸劳瘵者，驱虫丸；五脏虚损者，补天大造丸。若痰多而浊，及不得左右眠者，不治。

笔花氏曰：虚劳之症，唯房劳者十居八九，他如芸窗[①]苦志，家计忧思，及力小而举重，肝弱而行远，劳伤气血，间亦有之。然房劳则精气既竭，相火又炽，更难为治。《内经》论阴虚内热，归于气虚。后人宗东垣则论补气，宗丹溪则论补血，皆有至理。然《经》言

① 芸窗：书室。芸香能辟蠹，书室常贮之，故名。

损及脾胃者不可治，吐泻是也。善治痨者，补正而不燥，保肺而不寒，滋水而不腻，斯为良工。尝考景岳之论，虚邪之至，害必归阴；五脏之伤，穷必及肾。故虚损之虚，在阴在阳，其病未深，犹可温补；若劳瘵之虚，深在阴中之阴分，多有不宜温补者，故难治。即以其咳嗽论，肺为金脏，所畏者火，所化者燥，惟肾水不能制火，则克金，阴精不能化气，故病燥。燥则必痒，痒则必嗽，而从此喘促、咽痛、喉疮、声哑等症滋起，治法惟以甘凉至静滋养金水，如四阴煎、一阴煎、六味丸、贝母丸之类。更在病家忧怒胥捐[①]，饮食自慎，静心调理，庶可回天，徒求速效无益也。

劳瘵汤头

止嗽散用桔白前，百部橘红紫菀甘。

异功散最宜，四君加陈皮。

团鱼丸剖大团鱼，纳入知贝杏前柴。

紫菀散用知贝参，桔梗阿胶味草苓。

月华丸沙部、天麦熟生山，三七阿胶贝，苓桑菊獭肝。

四生丸用生地好，侧柏荷艾俱生捣。

生地黄汤麦，丹丹漆芍元，山栀三七郁，荷叶墨童便。

---

① 胥（xū 须）捐（juān 娟）：全都抛弃。

六味地黄汤，山山熟地黄，丹苓兼泽泻，八味附桂相。

四君子汤中和义，参术茯苓甘草比。

理中汤用参术姜，炙草还加制附刚。

花蕊石散加硫黄，瓦罐晒炼便酒尝。

归脾汤用四君远，芪归木香枣仁眼。

清骨散柴秦，胡连地骨芩，芍丹蒿鳖甲，知母草童增。

逍遥散用柴归芍，苓术陈甘煨姜薄。

八珍补阴阳，四君四物相。

人参养营苓术草，芪归陈地桂心好，五味白芍远志姜，再加三枚黑大枣。

保和汤百合，知贝马兜铃，天麦阿胶味，甘荷梗苡仁。

加味桔梗汤白及，贝苡葶银陈草节。

百药煎，治咽痛，硼砂甘草为末共。

通音煎，治音哑，款冬胡桃蜜贝母。

柳华散，冰黛硼，人中白与柏蒲黄。

秘精丸白术，苓神药芡实，莲子牡莲须，车柏樱膏抉。

十补丸参芪，归芍地杜萸，术苓山枣远，续味牡龙齐。

泽兰汤，调经脉，柏子芜牛地归芍。

益母胜金丹四物，香附茺牛丹参术。

驱虫丸用雄芜雷，鬼箭丹参獭肝麝。

补天大造丸，芪术枣远参，地杞归芍药，河车龟鹿苓。

四阴煎用生地麦，沙参苓草百合芍。

一阴煎用生熟地，丹参冬芍牛甘记。

贝母丸研末，大丸和用蜜。

咳　　嗽

《经》云：邪在肺，则病皮肤痛。寒热上气喘，汗出，咳动肩背。又云：五脏六腑，皆令人咳，非独肺也。皮毛者，肺之合也。皮毛先受邪气，邪气以从其合也。五脏各以其时受病，非其时各传以与之。

肺咳者，喘息有音，甚则唾血。肝咳者，两胁痛，不能转侧。心咳者，喉中如梗状，甚则咽痛喉痹。脾咳者，右胁痛，阴引肩背，甚则不可动，动则咳剧。肾咳者，腰背引痛，甚则咳涎。五脏久咳不已，移于六腑。其脾移于胃，咳而呕，甚则长虫出。肝移于胆，咳呕胆汁。肺移于大肠，咳而遗矢。心移于小肠，咳而矢气。肾移于膀胱，咳而遗溺。久咳不已，三焦受之，咳而腹满不食，多涕唾，面浮肿，气逆。治脏者治其俞，治腑者治其合，浮肿者治其经。

河间曰：咳则无痰而有声，肺气伤而不清也；嗽则无声而有痰，脾湿动而为痰也。因咳而动痰者，咳为重，主治在肺；因痰而致嗽者，痰为重，主治在脾。惟食积成痰，痰气上升致咳，只宜治痰消积，不必用肺药。

丹溪曰：咳嗽有风有寒，有痰有火，有虚有劳，有郁有肺胀。

杨仁斋[①]曰：肺出气也，肾纳气也，肺为气之主，肾为气之本，凡咳嗽引动百骸，自觉气从脐下奔上，此肾虚不能收气归原，当以地黄丸、安肾丸等主之。此虚则补子之义也。

立斋曰：咳嗽症，春月风寒伤肺，头痛身重，金沸草散主之。夏月暑火伤肺，喘嗽面赤，用麦门冬汤，甚则竹叶石膏汤。秋月湿热伤肺，咳热自汗，口干便赤，白虎汤。若气短痞满倦怠者，香薷饮；邪去后，补中益气汤。《经》云：秋脉不及，则令人喘，呼吸少气而咳，上气见血，下闻病音是也。冬月风寒外感，形气俱实，用麻黄汤之属；虚者参苏饮、金水六君煎；若日久或误服表剂，致元虚而邪实者，急宜补脾，则肺有所养而病自愈。

景岳曰：咳嗽之要，一曰外感，二曰内伤，尽之矣。外感由于皮毛，阳邪也，故治以辛温而邪自散；内伤起于阴分，阴病也，故养以甘平而气始复。治外感之嗽，风寒居多，其症鼻塞声重，惟有六安煎加生姜为

① 杨仁斋：即杨士瀛，字登父，号仁斋。南宋医家。

妙；若肺脘燥涩，加当归二钱；寒气太盛，则细辛、麻黄、桂枝，俱可加用；血气渐弱者，悉宜金水六君煎；若外感兼火者，必内热喜冷，六安煎内可加黄芩、瓜蒌、知母、山栀、石膏之属。治内伤之嗽，不宜燥药，惟宜甘润养阴，如百合、阿胶、地黄、麦冬、胡桃、乳蜜之类。凡水亏于下，火炎于上，消烁肺金，肺燥则痒，咳不能已，甚至干渴烦热喉痛口疮，宜四阴煎、一阴煎、地黄丸之属。更有元阳下亏，生气不布，脾肺两困，则喘促痞满，用大补元煎主之。若水泛于上，血化为痰，谓之白血。《经》云：咳不止而白血出者死，四阴煎、地黄丸等酌用之。又有劳风症，《经》云：劳风法在肺下，使人强上冥视，唾出若涕，恶风振寒。此因劳力伤风，以外感之法治之，自愈。其劳之甚者，变为干咳，则肺液枯涸，为难治。若咳嗽声哑，盖肺体属金，金实则不鸣，由风、寒、湿、火之邪也。金破亦不鸣，由精气内伤之损也。治邪则易，治损则难。若外邪而误认为劳伤，见其发热，遂认为火，率用滋阴降火等剂，俾寒邪不散，表里合邪而延绵成劳，医之咎也。

程钟龄曰：肺体属金，畏火者也，过热则咳。金性刚燥，恶冷者也，过寒亦咳。且肺为娇脏，不受攻击，而外主皮毛，又易受邪，不行表散，则邪气留连而不解矣。治初嗽，用止嗽散加荆、防、苏、姜以散邪，或兼用人参胡桃汤以润之，最效。暑气伤肺，加黄连、芩、粉；湿气生痰，加苓、夏、桑、姜；燥气干咳，加蒌、贝、知、柏。治内十二经见症，按本经加药。治虚劳之嗽，用异功散补土生金；虚中挟邪，用团鱼丸解之；虚损渐成，乃用紫菀散清而补之。

笔花氏曰：咳嗽一症，凡风寒暑湿燥火，及气血虚损，皆能为患，受之者肺，而病又不独在肺。善治者，当察其外感内伤之实，而速去其致病之由，则咳嗽自止而肺体亦宁，否则留连不解，必至虚损而后已。虽然，此症有难尽责之医者，药以发散，彼则冒风；药以辛温，彼则生冷；药以涤痰，彼则油腻；药以平肺，彼则鱼蟹之鲜；药以调气，彼则昼夜之闷，又将如之何哉！余为制一口歌曰：要止嗽，坐定候。要消痰，口勿馋。

咳嗽汤头

地黄丸即六味地黄丸。

安肾丸用桂术苓，川乌苁蓉巴戟增。山药蒺藜破故纸。石斛萆薢共桃仁。

金沸草散旋覆花，荆前半芍草姜麻。

麦门冬汤天麦地，桑菀贝梗甘竹味。

竹叶石膏汤最凉，夏麦参甘粳米将。

白虎汤治阳明热，知母石膏糯甘得。

香薷饮内用扁豆，厚朴香薷甘草凑。

补中益气芪术陈，参草升柴当归身。

麻黄汤治太阳寒，杏仁甘草桂枝煎。

参苏饮用木香葛，前夏苓陈甘枳桔。

金水六君虚实到，熟地夏陈归苓草。

六安煎用夏甘苓，白芥陈皮共杏仁。

四阴煎用生地麦，沙参苓草百合芍。

一阴煎用生熟地，丹参冬芍牛甘记。

大补元煎参熟山，萸杞当归杜仲甘。

止嗽散用桔白前，百部橘红紫菀甘。

人参胡桃汤，参桃三片姜。

异功散最宜，四君加陈皮。

团鱼丸剖大团鱼，纳入知贝杏前柴。

紫菀散用知贝参，桔梗阿胶味草苓。

伤风发热

《经》云：风者，百病之始也。风从外入，令人振寒汗出，头痛身重恶寒，治在风府。调其阴阳，不足则补，有余则泻。又曰：贼风邪气，乘虚伤人。若用力汗出，腠理开，逢虚风，其中人也微，故莫知其情，莫见其形。又曰：伤于风者，上先受之，身之中于风也。不必动脏，故邪入于阴经，其脏气实，邪气入而不能客，还之于腑，故中阳则溜于经，中阴则溜于府。风气藏于皮肤之间，内不得通，外不得泄，善行而数变。腠理开则洒然寒，闭则热而闷，其寒也则衰饮食，其热也则消肌肉，故使人怢慄而不能食，名曰寒热。又曰：上焦不通利，则皮肤致密，腠理闭塞，玄府不通，卫气不得泄越，故外热。

景岳曰：伤风由于外感，邪甚而深者，遍传经络，即为伤寒；邪轻而浅者，止犯皮毛，即为伤风。皮毛为肺之合，而上通于鼻，故在外则鼻塞声重，甚者连少阳阳明之经，而或为头痛，为憎寒发热；在内则咳嗽，甚者为痰为喘。其寒胜而受风者，身必无汗而咳嗽，以阴邪闭郁皮毛也；其热胜而受风者，身必多汗恶风而咳嗽，以阳邪开泄肌腠也。气强者，勿药可愈；弱者，邪不易解，必宜辛散；衰老者，病更难痊。凡风邪伤人，必在肩后颈根，风门肺俞之间，由此达肺，最近最捷，按而痠处，即其迳也。昼坐夜卧，常令微暖，或以衣帛密护之。此慎养之道。

治法：凡伤风咳嗽多痰，或喘呕者，六安煎加减为最妙；兼发热者，柴陈煎；寒热痰多，胸膈不快者，参苏饮；头痛、鼻塞、声重者，用神术散。若风寒外闭，肢节疼痛，内有伏火者，局方羌活散；若时行风邪，阴寒气甚者小青龙汤；衰弱阴虚者，金水六君煎；入太阳经见症者，桂枝汤，或加味香苏散亦可。

笔花氏曰：伤风一症，即伤寒中风之类也，特感之轻者耳。然留连不去，久嗽久热，伤其肺脏，加以起居不慎，即为虚痨之根，非细故也。其症有寒热二种，热伤风者，肺蕴燥热，其痰必厚，大忌姜、夏之燥，宜辛凉以润之，如荆、防、薄荷、杏、贝、花粉、麦冬、竹茹之属。热甚者加黄芩，虚者沙参、阿胶、玉竹。寒伤风者，其痰必薄，宜辛温以散之，如二陈、香苏、神术、六安之属，头痛必加羌活，寒甚兼用桂枝，此大法也。更有劳风症，唾出若涕，清黄如脓，恶风振寒，此风郁伤肺成痨，难治也。此外成疟成痹等，各在专门不赘。

伤风发热汤头

六安煎用夏甘苓，白芥陈皮共杏仁。

柴陈煎治伤寒嗽，姜甘苓夏消痰奏。

参苏饮用木香葛，前夏苓陈甘枳桔。

神术散，用苍术，防风甘草加葱白。

局方羌活散，麻防细蔓菁，前胡芎枳菊，苓草石膏芩。

小青龙汤桂麻黄，辛夏味芍草干姜。

金水六君虚实到，熟地夏陈归苓草。

桂枝汤，见卷一诸郁汤头

加味香苏散，见卷一诸疟汤头

二陈汤，见诸郁汤头

喘促

《经》曰：诸气膹郁，皆属于肺。诸病喘满，皆属于热。又曰：犯贼风虚邪者，阳受之则入六腑。身热不时卧，上为喘，寒气客则脉不通，气因之喘。又曰：劳则喘息汗出，有所惊恐，喘出于肺；度水跌仆，喘出于肾。又曰：手太阴动则肺胀满，膨膨而喘咳；足少阴动，则饥不欲食，咳唾有血，喝喝而喘。少阴所谓呕咳上气喘者，阴气在下，阳气在上，诸阳气浮，无所依从也。肾病者，腹大胫肿，喘咳身重，不得卧，卧而喘者，水气之客也。

《脉要论》曰：肝脉若搏，因血在胁下，令人喘逆。

气喘亦惟二症：一曰实喘，一曰虚喘，不可混也。实喘者，气长而有余，胸胀气粗，邪气实也，其责在肺；虚喘者，气短而不续，慌张声低，元气虚也，其责在肾。实喘则风寒火邪，痰水肝气，壅滞上焦，随症治之；虚喘则脾肺气虚，土不生金，犹可调治，若肝肾气虚，则阳孤阴竭，去死不远矣。速以贞元饮救之。

程钟龄曰：定喘之法，苟非外感之邪，当于肾经，责其真水真火之不足。如脾气大虚，以参、术为主，参、术补土生金，金旺则能生水，乃隔二隔三之治也。更有哮症，此表寒束其内热，加味甘桔汤主之。

景岳治风寒及痰盛作喘，用六安煎加细辛、苏叶，冬加麻黄。治寒包火喘，黄芩半夏汤。治气实喘，萝卜子汤、苏子降气汤。治老弱人虚喘，用人参、当归、姜、桂、芪、术之属。阳胜者，加阿胶、五味、牛乳。治哮喘，未发时扶正，既发时攻邪，发久则消散中加以温补。

笔花氏曰：喘，危症也。风火寒邪，壅闭窍络，气能上而不能下，已成天地不交之否，其变症不可胜言，若水肿痰逆而喘，此属有形之物，寇凌宫禁，则驱逐安可迟疑乎？至于阴亏阳竭，气浮于上，譬诸树根不固，不待风而自偃矣。速宜培灌，庶可扶持。外有哮喘之症，逢时而发，人尽知为寒痰固结，假令终身不食油腻生冷，而长服六君子汤加姜、桂，则新痰无自而生，旧痰日渐以去，又何物足以为患哉。

喘促汤头

贞元饮用地归甘，喘急参姜随症添。

加味甘桔汤苓部，旋覆白前橘贝母。

六安煎用夏甘苓，白芥陈皮共杏仁。

黄芩半夏汤，苏甘枳桔杏麻黄。

萝卜子汤用一合，研碎水煎治喘实。

苏子降气汤半前，陈朴归甘姜桂煎。

六君子汤治虚痰，四君又加陈半添。

呃逆

《经》云：胃为气逆为哕。又曰：寒气与谷气相攻，气并相逆，复出于胃，故为哕。又曰：诸逆冲上，皆属于火。病深者，其声哕。又云：哕以草刺鼻，嚏而已。无息而疾迎引之，立已。大惊之亦可已。呃逆一症，《内经》本名为哕，令人以其呃呃连声，故名为呃。

呃症因胃火最多，或胸膈有滞，大便不行，火不能降而上冲，宜降其火，安胃饮主之。若寒滞于胃，及痰饮气郁者，扁鹊丁香散主之。兼火者，橘皮竹茹汤。食滞则二陈加白芥、乌药、木香之属。凡大病之后见呃者，最危之候，大补元煎，或有可救。若伤寒症发呃，胃中虚冷居多也。

张子和用吐法，治胸满痰实之症，以伸上焦之郁气，亦颇效。或用生姜捣汁一合，加蜜一匙，温热服，尤佳。

笔花氏曰：呃逆一症，吴俗称为冷呃。余谓此症寒少而热多。盖寒属阴而主静，火属阳而主动。寒郁于中，不过吞酸、作泻而已。惟寒遏其气，则气以屈而求伸，譬之地气上腾，而冻欲解，气为之，非冰为之也。若火之性本炎上，一有所郁，则迫切升浮而作呃。譬之雷出地奋而蛰咸动，非虫为之，实雷火为之也。故火有呃，气有呃，而寒无呃。其偶而气不调畅者，原不必治。若大病中见呃，则寒热异如冰炭，不可执以为冷呃也。余闻吴医八人，治一独子，时疫发斑喉烂，议用芦根、丁、藿，问其故，答曰：有冷呃。余不禁大笑。此症疫毒遏郁，宜大剂升、葛、石膏、犀角、桔梗以解肌而透邪，则呃自止，见丁香则胃烂矣。或曰：此吴俗也。如公言，彼亦不服，吁！尚何言哉！

呃逆汤头

安胃饮用楂麦陈，石斛木通泽泻苓。

丁香散，共柿蒂，炙草良姜为末剂。

橘皮竹茹汤，茯苓半夏相。

二陈汤半陈，甘草与茯苓。

大补元煎参熟山，萸杞当归杜仲甘。

声瘖

《经》云：阳盛已衰，故为瘖。内夺而厥则为瘖俳。此肾虚也，少阴不至者厥也。又曰：手少阴循经入于心中，系舌本，实则支膈，虚则不能言。足阳明下络喉嗌，其病气逆，则喉痹瘁瘖。又云：五邪所乱，搏阴则为瘖。寒气客于厌，则厌不能发，其开阖不致，故无音。心脉涩甚则为瘖。五脏不利，则七窍不通。又云：痱之为病也，身无痛者，四肢不收，智乱不甚，其言微知，可治。甚则不能言，不可治也。

瘖之一症，五脏皆能致之，盖声音出于脏气，脏实则弘，脏虚则怯也。然舌为心之苗，心病则舌不能转，此心为声音之主也；声由气而发，肺病则气夺，此肺为声音之户也；肾藏精，精化气，阴虚则无气，此肾为声音之根也。故瘖之标在心肺，瘖之本则尤在肾。

治标之法，由于窍闭。有风寒之闭，外感症也，宜散之，参苏饮、二陈汤之属。有火邪之闭，热乘肺也，宜清之，四阴煎、竹叶石膏汤之属。有风逆之闭，肝气塞也，宜顺之，七气汤、化肝煎之属。有痰逆之闭，宜开之。宜分虚实润燥，随症酌治。

治本之法，由于内夺。如色欲所伤，则伤在肾，宜滋水养金，用六味、右归、人参平肺汤、大补元煎之属。或兼肺火，则一阴煎及四阴煎等参用。大惊大恐，猝然致瘖，则伤在肝胆，宜养血安神，七福饮、平补镇心丹之属。若饥馁疲劳，则损中气；忧思抑郁，则损心脾，并宜归脾汤、七福饮、补中益气汤之属。若病人久嗽声哑，必由元气大伤，肺肾将败，但宜补肺气，滋肾水，养金润燥，其声自出，或略加百药煎之类。若虚劳咽痛音哑，乃阴涸阳亢之危症，多属难起。

笔花氏曰：外感初起，音哑而瘖，此风寒客于会厌，宜散风利肺，有寒则用杏仁、半夏、白芥、姜汁；有火则用菖蒲、竹茹、蒌皮，俱用桔梗以开之。若无故而瘖，脉不浮数，此内损之病，其精气潜削暗，宜大滋肺肾，或可延年。勿以治外感之药沾唇也。

声瘖汤头

参苏饮用木香葛，前夏苓陈甘枳桔。

二陈汤半陈，甘草与茯苓。

四阴煎用生地麦，沙参苓草百合芍。

竹叶石膏汤最凉，夏麦参甘粳米将。

七气汤，治气结，苓苏夏朴姜煎啜。

化肝煎用青陈芍，丹栀泽贝加白芥。

六味地黄汤，山山熟地黄，丹苓兼泽泻，八味附桂相。

右归熟地萸杞好，附桂杜仲山药草，气虚参术干姜找。

人参平肺汤，八珍菟杜味，破戟葫巴膝，陈半菖蒲智。

大补元煎参熟山，萸杞当归杜仲甘。

一阴煎用生熟地，丹参冬芍牛甘记。

七福饮用枣仁归，远志参甘地术为。

平补镇心丹见诸郁汤头

百药煎见本卷劳瘵汤头

归脾汤用四君远，芪归术香枣仁眼。

补中益气芪术陈，参草升柴当归身。

吐　血

《经》云：肝藏血。起居不节、用力过度，则络脉伤，阳络伤则血外溢而吐衄，阴络伤则血内溢而后血。血之与气，并走于上，则为大厥暴死。气复反则生，不反则死。又曰：肝脉若搏，因血在胁下，令人喘逆。怒则气逆，甚则呕血。又曰：血泄者，脉急，血无所行也。不远热，则热至，血溢、血泄之病生矣。咳不止而白血出者死。

吐血之症，呕咯而出者，由于咽，必出于胃；咳而出者，由于喉，必出于肺。其血动之由，惟火与气耳，要当察其虚实。然咯而出者，其来近，不过在经络之间，故无发热、骨蒸、气喘等症；咳而出者，其来远，必内伤而出于脏，故难治。

凡火盛迫血妄行，必有火症火脉，清其火而血自安，宜芩、连、知、柏、犀角、生地、玄参、花粉、栀子、芍药之属，而童便为尤宜。阳明火盛者，加石膏；三焦热极便秘者，加大黄；若热壅于上而火不能降，加木通、泽泻、山栀等以导之。

若怒动肝火，载血上行，则气乱血逆。肝火盛，必多烦热，用生地、芍药、丹皮、山栀、芩、连以降之。肝气逆，必胸膈痛满，宜化肝煎等加生地、芍药、瓜蒌以平之。若暑毒通心刑肺，亦能呕血，生脉散、人参白虎汤、犀角地黄汤等酌用。若伤于酒者，清化饮或葛花解酲汤。

其有阴虚火甚，吐血、咯血而兼烦渴咽痛，喜冷便实，脉滑溺赤者，此症水不济火，大忌辛温，宜清凉滋阴之法，二阴煎、四阴煎、天门冬丸之类。

若非火症气逆，脉静神安，而血有妄行，此其真阴内损，络脉受伤，不宜寒凉以伐生气，不宜辛燥以动阳气，但宜纯甘至静之品，培养真阴，如六味、五福、大补元煎等为宜。

有忧思损伤心脾而吐血者，胸怀郁抑，食损形憔，以五福饮及归脾汤等速救其本。丹溪曰：凡吐血，须用四君子等以收功。

若所吐之血，色黑而黯，必停积失位之血，由脾肾气虚，不能摄血而然，非火逼也。大忌凉血。气虚宜理中汤，阴虚宜理阴煎。

若紫黑成块，或痛或闷，结聚不散者，此留滞之瘀血也，惟宜行散，必吐出方好，四物加香附、肉桂、苏木、红花，或韭汁更妙。

其暴吐暴衄如涌，面白肢冷，危在顷刻，速即浓煎独参汤救其元气，所谓血脱益气也。若色欲劳伤过度，真阳失守，无根之火，浮泛而为格阳失血之症，面红喘促，肢冷脉微，速用镇阴煎引火归原，尚有生望。

石顽曰：气有余便是火，血随气上，补水即血自降，顺气则血不逆，阿胶、牛膝、丹皮，补水之品也，苏子、橘红、沉香，顺气之品也，童便引血，有行瘀之能，藕汁达血，无止涩之弊。

缪仲淳曰：吐血有三诀：宜行血不宜止血，宜补肝不宜伐肝，宜降气不宜降火。然亦有呕血、唾血、咳血、咯血之不同。呕血者，从腹胁而上，乃肝旺鼓激胃血上涌也，宜治肝；唾血者，唾中有血如丝，或浮散者，由思虑伤脾，不能统血也，宜归脾；咳血者，或嗽或干咳，痰中见红丝血点，气急喘促，此肺燥而为火迫也，宜润肺；咯血者，不嗽而咯出小块血点，其症最重，此房劳伤肾，阴火载血上行，或兼水泛为痰，宜滋其阴。凡潮涌不止者，勿与汤药，急用热童便及藕汁灌之。

笔花氏曰：暴吐血，祛瘀而降火，宜四生丸、十灰散；久吐血，养阴而理脾，宜六味丸、四君子。然血症有外感内伤之不同。风寒者，香苏散；伤暑者，益元散；秋燥者，三黄解毒汤。此外感治也。阴虚者，初用四生、十灰合生地黄汤，继用六味丸；阳虚大吐成升斗者，初用花蕊石散，随用独参汤、八珍汤；若脏寒而吐，犹水凝冰冻，理中汤；肝火及情郁，逍遥散；伤力者，泽兰汤。此内伤治也。

吐血汤头

化肝煎用青陈芍，丹栀泽贝添白芥。

生脉散治热伤气，人参麦冬北五味。

白虎汤治阳明热，知母石膏糯甘得。

犀角地黄汤，赤芍丹皮麦冬良。

清化饮用冬芍丹，苓芩生地石斛煎。

葛花解酲汤，葛花砂蔻香，青陈参苓术，神曲泻猪姜。

二阴煎用生地冬，玄参苓枣草连通。

四阴煎用生地麦，沙参苓草百合芍。

天门冬丸用杏仁，阿胶贝母甘茯苓。

六味地黄汤，山山熟地黄，丹苓兼泽泻，八味附桂相。

五福饮用参熟地，当归白术炙草记。

大补元煎参熟山，萸杞当归杜仲甘。

归脾汤用四君远，芪归木香枣仁眼。

四君子汤中和义，参术茯苓甘草比。

理中汤用参术姜，炙草还加制附刚。

理阴煎用炙草归，熟地干姜附肉桂。

四物汤治血，芎归熟地芍。

镇阴煎，熟地膝，附桂泽泻炙草的。

四生丸用生地好，侧柏荷艾俱生捣。

十灰散用大小蓟，茅根茜根荷叶蒂，蒲黄大黄栀丝瓜。

乱发共灰藕汤剂。

香苏散，用苏叶，香附甘陈姜枣啜。

益元散用朱甘滑，除却朱砂名六一。

三黄解毒用黄连，芩柏山栀一并煎。

生地黄汤麦，丹丹膝芍玄，山栀三七郁，荷叶墨童便。

花蕊石散加硫磺，瓦罐晒炼便酒尝。

八珍补阴阳，四君四物相。

逍遥散用柴归芍，苓泽陈甘煨姜薄。

泽兰汤，调经脉，柏子茺牛地归芍。

肺　痿

肺痿一症，多因劳伤气血，腠理虚而风邪乘之，内感于肺，风热相搏，蕴结肺经，久嗽不已，汗出过度，重亡津液而成。《内经》云：血热则肉败，营卫不行，必将为脓。其症便如烂瓜，下如豕膏；小便数而不渴，时吐白沫如米粥者。其脉寸口数而虚，此火盛金伤，肺热而金化也，多不可救。保和汤主之。若虚痨症患此者，更不治。其咳引胸中微痛，及吐有脓血，脉数而实者，肺痈也。加味桔梗汤主之。实则为痈，虚则为痿。然呕脓不止者，亦不可治。此二症初起，邪结在肺者，惟桔梗杏仁煎为第一方，屡效。若延至金化脓成，则难治矣。

古方用白及加入甚效。肺痿失音，人参蛤蚧散，若盗汗发热，痰血食少者，劫劳散。

笔花氏曰：肺痈属有形之血，宜骤攻；肺痿属无形之气，宜缓治。大法生胃津，润肺燥，开积痰，止浊唾，补真气以通肺之小管，散火热以复肺之清肃。痿本虚燥，总不离壮水清金，滋补津液，消痰止嗽之法。古方用人参平肺汤、紫菀散、知母茯苓汤。若火郁痰滞，稍加蜜制生姜以散之，凡生地、熟地、天冬、麦冬、知母、人参、玉竹、紫菀，皆要药也。如痞结，去天冬、生地，加橘红、苏子；泄泻，去天冬、生地、知母，加山药、茯苓。丹方治肺痿，每日用人参细末一钱，入猪肺管内，砂锅中煮烂，加葱酒服神效。涎唾多者，《外台》用炙甘草汤。

肺痿汤头

保和汤百合，知贝马兜铃，天麦阿胶味，甘荷梗苡仁。

加味桔梗汤白及，贝苡葶银陈草节。

桔梗杏仁煎，阿胶麦合甘，银枯翘贝枳，花粉红藤煎。

人参蛤蚧散知贝，桑白参苓杏草配。

劫劳散用归芍地，参芪阿胶半甘味。

人参平肺汤，八珍菟杜味，破戟葫巴膝，陈半菖蒲知。

紫菀散用知贝参，桔梗阿胶味草苓。

知母茯苓汤，参甘术味姜，柴芩款芎麦，夏薄桔胶相。

炙甘草汤用桂枝，四钱甘草枣姜施，麦冬生地人参共，麻仁阿胶肺痿宜。

汗

《经》云：阳之汗，以天地之雨名之。饮食饱甚，汗出于胃，惊而夺精，汗出于心，持重远行，汗出于肾，疾走恐惧，汗出于肝，摇体劳倦，汗出于脾。又曰：内不坚，腠理疏[1]，则善病风厥漉汗。津脱者，腠理开，汗大泄。肺病者，肩背痛，汗出。肾病者，寝汗出，憎风。阳气有余，为身热无汗，阴气有余，为多汗身寒。阳气少，阴气盛，两气相感，故汗出而濡。

汗出一症，有自汗者，有盗汗者。自汗则濈濈然无时，而动作益甚；盗汗则寐中通身汗出，觉来渐收。古人谓自汗阳虚，盗汗阴虚。然自汗亦有阴虚，盗汗亦有阳虚者。

治法：自汗症，阳虚者，四君子汤、玉屏风散；阴阳俱虚者，人参养营汤；挟寒者，参附汤、六味回阳饮，或加龙骨、牡蛎、五味之属。盗汗症，阳虚者，参苓散、玉屏风散、人参建中汤；阴阳俱虚者，大补元煎、人参养荣汤；挟寒者，回阳饮。

其有自汗盗汗，察其脉症，有火者，或夜热烦渴喜冷，皆阳盛阴虚也，宜当归六黄汤、一阴煎之类；火甚者，黄芩芍药汤、清化饮、朱砂安神丸、生脉散之属。

凡病后，若伤寒，若疟疾，汗出热退，而汗不止者，此表邪初解，腠理开泄，数日后卫气渐实，汗必自止，不足虑也。若大惊大恐，及大吐大泻，失血，产后而汗出不止，此其气血大亏，仲景所谓极寒反汗出，身

---

① “内不坚，腠理疏，”《灵枢·五变》原文为“肉不坚，腠理疏”，“内”字疑为“肉”字之误。

必冷如冰。非姜、桂、附子速救元气，必至厥脱。

至自汗症，有因风伤卫者，有伤寒热邪传里者，有中暑者，俱详本门不赘。

笔花氏曰：汗者心之液也。凡劳而汗，食而汗，惊而汗，暑而汗，皆热气之迫于心者也。惟感邪之汗，出于腠理，则肺主之。然太多犹恐其亡阳，矧[1]其为自汗、盗汗，无因而致耶，良由心肾不足，阴阳偏胜，故其人每多体倦气喘、发热恶寒之象，当各随其阴阳之虚而峻补之，若麻黄根、浮麦、乌梅、五味、黑豆、龙骨、牡蛎之属，皆宜择用；如汗多不能收者，速用五倍子为末，以津唾调填脐中，将帛缚定即止，或以首乌末填脐亦效。

汗症汤头

四君子汤中和义，参术茯苓甘草比。

玉屏风散治虚汗，黄芪防风姜术验。

人参养营苓术草，芪归陈地桂心好，五味白芍远志姜，再加三枚黑大枣。

参附汤用姜水煎，人参制附二味专。

六味回阳参附归，熟地干姜甘草炙。

参苓散，治盗汗，参苓枣仁为末咽。

人参建中芍桂枝，甘草饴糖姜枣施。

---

① 矧（shěn 审）：何况。

大补元煎参熟山，萸杞当归杜仲甘。

当归六黄汤，生熟芪连芩柏相。

一阴煎用生熟地，丹参冬芍牛甘记。

黄芩芍药汤，甘草一钱襄。

清化饮用冬芍丹，芩苓生地石斛煎。

朱砂安神能治心，生地归甘黄连真。

生脉散治热伤气，人参麦冬北五味。

咽 喉

《经》云：咽喉者，水谷之道也。喉咙者，气之所以上下也。会厌者，音声之户也。悬雍者，音声之关也。一阴一阳结，谓之喉痹。足少阴所生病，口热舌干，咽肿上气，嗌干及痛。足阳明病，气逆则喉痹瘁瘖。手阳明少阳厥逆，发喉痹嗌肿。督脉为病，嗌干。冲任脉皆起于胞中，会于咽喉。又少阳司天，客胜，则丹疹外发，喉痹头痛嗌肿。

景岳曰：喉痹有实火症，有虚火症，有真寒症。少阳厥阴为木火之脏，凡情志郁怒而起者，固多热症。阳明为水谷之海，肥甘辛热而起者，胃气直透咽喉，故火最盛。凡患此者，多以实火治。若少阴之症，则有虚有实。凡阴火逆冲于上，多为喉痹。果见火症火脉，自宜作实治。若酒色过度，真阴亏损，此肾中之虚火，非壮水不可。更有火虚于下，格阳于上，此无根之火，即肾中之真寒症也，非温补命门不可。《经》云：寒淫所胜，民病嗌痛颔肿。其义即此。

《经》云：骤起非火，缓起非寒。大约喉症挟热者，十之六七，挟寒者十之二三。而风寒包火者，则十之八九。古人开手一方，只用甘草桔梗，《三因方》加以荆芥，其他蒡子、薄荷、贝母、川连之类，皆出后人续补。可见古人不轻用凉药，而专主开发升散者，所谓结者开之，火郁达之也。及火势极盛，则清剂方施，热结下焦，而攻法始用，非得已也。

喉痹，由心火，用甘梗汤；由少阴伏寒，半夏桂甘汤；由火衰，四逆汤；若骤起而痰在喉，响如鼾，舌白不肿，此因误投凉药，桂姜汤可救。

缠喉风，肿痛胀塞，红丝缠绕，吐涎难食，先用黄齑汁调元明粉，搅去其痰，不效，用土牛膝连根捣汁，和醋灌之，或用解毒雄黄丸醋磨下之，内服加味甘桔汤；虚寒者，桂姜汤。

走马喉风，暴肿转大，用小刀点血，淡盐汤洗之，吹以冰片散，服加味甘桔汤；牙关紧闭，服紫金丹。

缠舌喉风，硬舌根而烂两傍，吹以冰片散，急服加味甘桔汤。

喉疔，形如靴钉，先吹冰片散，服加味甘桔汤，多用菊花煎饮之。

悬痈，生于上腭，形如紫李，脾经蕴热也，吹服如前法。

喉疮，肾火上冲也，用萮汁去痰，吹服如前法。

喉瘤，生喉旁，形如圆眼，肺经蕴热也。不可刺，吹麝香散，服加味甘桔汤。

肺绝喉痹者，因过投清降，痰壅如锯，为难治，独参汤少加橘红扶之。

喉闭，二三日前气促肢冷，忽然痰壅气闭，命悬顷刻者，宜服苏子、前胡等。

乳蛾，如筋头，生于关上者轻，生于关下者重，左右偏生曰单，左右皆有曰双，单者轻，双者重。以土牛膝绞汁，含以慢咽。

喉癣，喉中不闭不肿，气出如常，微微疼痒，此虚火，淹缠难愈，宜冰梅丸含之。

喉珠，脑门生一红线，悬一黑泡如樱珠，挂在咽门，刀点即死，宜土牛膝活根汁，少醋和匀，滴鼻中三四次，丝断珠破，吐瘀，神效。

笔花氏曰：喉痹多因痰火所致，急者速宜吐痰，以救胀塞。如有余火，再复下之。其甚者，尤宜先以针刺血，及刺少商穴法，然后用药。此症瞬息间关人性命，迟疑不得。《经》云：火郁发之，吐中有发散之义，出血亦发散之端也。至伏气之病，凡火令、寒令、湿令，而感风寒之邪者，但治外邪而喉自愈。若天行时疫，咽痛项肿，有大头、虾蟆、发颐之名，此阳明热毒，肿发频车两穴，普济消毒饮治之。痰甚胀急者，紫雪丹开之。然阴虚阳虚，俱有此等恶症，其应温清补泻，全在脉之有力无力、唇之赤白、口之渴否辨之，庶不致误。

喉咽汤头

甘桔汤，甘草和桔梗。

半夏桂甘汤，桂枝半夏甘草姜。

四逆汤，见卷一诸郁汤头。

桂姜汤，五分桂甘与炮姜。

解毒雄黄丸，郁金巴豆醋和丸。

加味甘桔汤，见喘促汤头。

冰片散雄黄，元明铜靛硼，鸡肫人白柏，连草与蒲黄。

紫金丹用五倍朱，千金麝戟雄山茨。

麝香散麝香，黄连共冰片。

冰梅丸，硼胆矾，牛雄儿茶山豆传，白梅二个捣冰片。

普济消毒汤，见时疫汤头。

紫雪丹，用黄金，寒水石膏磁滑成，煮好复投犀羚草，升丁沉木又玄参，迟入芒硝焰硝搅，功成朱麝又和匀。

卷七　水属

风　　痹 附：麻木不仁

风痹一症，即今所谓痛风也。《经》云：风、寒、湿三气杂至，合而为痹。风气胜者为行痹；寒气胜者为痛痹；湿气胜者为着痹。行痹则行而不定，走注历节，以散风为主，仍参以逐寒、利气、治血之剂，用三气饮等。盖血行则风自灭也。痛痹则寒气凝结，痛有定处，以散寒为主，而参以疏风燥湿辛温补火之品，用五积散之类，盖雨雪见晛则消也。着痹则肢体沉重，疼痛麻木，以利湿为主，而参以疏风散寒、理脾补气之品，酌用羌活胜湿汤及五积散之属，盖土旺则能胜湿也。

至于冬遇为骨痹，春遇为筋痹，夏遇为脉痹，秋遇为皮痹，总不外此风、寒、湿三者为患。盖痹者，闭也。血气为邪所闭，不得通行而后成痹。其在皮肤者轻，在筋骨者重，在脏腑者更重。多热者方是阳症，无热者便是阴症。

《经》云：真气不能周于身，周身痹痛，名曰周痹。蠲痹汤治之。

《金匮》云：血痹身体不仁，由风寒在脉，则血凝不流，黄芪桂枝五物汤主之。着痹身重腰冷，甘姜苓术汤主之。若肢节疼痛，头眩短气，欲吐，脚肿者，此三焦俱病也，桂枝芍药知母汤主之。凡痹在骨，安肾丸。痹在筋，羚羊角散。痹在肉，神效黄芪汤。痹在皮，越婢汤加羌活、细辛、白蒺藜。凡痹病脉沉涩者，胸膈有寒痰故也。寒湿不可屈伸者，活络丹。

古方治痹，多用麻黄、白芷，入四物、四君之内。

景岳谓：诸痹皆在阴分，总由真阴衰弱，精血亏损，而三气得以乘之。因阴邪留滞，故经脉为之不利，惟三气饮、大防风汤，方能奏效。或用易老天麻丸，浸酒亦佳。凡治痹，宜峻补真阴，使血气流行，则寒邪自去。若过用风、湿、痰、滞等药，反至增剧。

附：麻木不仁

麻者，如绳缚而初放，气虚也；木者，痛痒不知，湿痰与死血也。《经》云：营卫俱虚则不仁。又云：卫气不行，则为麻木。大抵麻木总属气血不足，风气痰湿，得以乘虚而内袭，不必分治。故半身及头面、手臂、脚腿麻木者，东垣并用神效黄芪汤治之。或谓手麻是气虚，十指麻乃湿痰死血，故气不行，宜导痰汤加乌药、苍术。若手足麻痛不能举，多眠昏冒者，支饮也，宜茯苓丸。

笔花氏曰：痹症，特经络之病耳。治失其当，邪归脏腑，则难为力。大约服补太早，未有能愈者，而黄芪、熟地为尤甚。暑湿之入经络者，其忌补为尤甚。古方不可尽执也。余有外治痹痛之分，载在后手臂痛门跋内，应取以参看而治，自当见效。至麻木不仁一症，《经》云：脾病不能为胃行其津液，四肢不得禀水谷气，气日以衰，脉道不利，筋骨肌肉，皆无气以生，故不用焉。此症自宜温经助气，兼风湿者，并治其邪，自无不愈。

风痹麻木汤头

三气饮芷附桂辛，归芍地杞牛杜苓。

五积参苓夏，陈甘枳朴苍，麻黄归芍桂，芎芷桔干姜。

羌活胜湿汤防风，羌独藁本蔓草芎。

蠲痹汤用归赤芍，姜黄羌活芪草搭。

黄芪桂枝五物汤，桂枝芪芍加枣姜。

甘姜苓术名肾着，理中去参附子入。

桂枝芍药知母汤，术附桂芍母麻黄。

安肾丸用桂术苓，川乌苁蓉巴戟增，山药蒺藜破故纸，石斛萆薢共桃仁。

羚羊角散用桂附，芎归防羚白芍独。

神效黄芪汤人参，橘皮甘芍加蔓菁。

越婢汤，倍麻黄，石膏甘草与枣姜。

活络丹，用乳没，南星川乌地龙末。

四物汤治血，芎归熟地芍。

四君子汤中和义，参术茯苓甘草比。

大防风汤八珍齐，附桂牛杜羌防芪。

易老天麻丸，天麻牛膝全，萆薢归附子，羌活生地研。

导痰汤用半夏陈，甘草枳实与南星。

茯苓丸用半苓壳，风化硝丸姜汁曲。

痿

《经》云：肺热叶焦，发为痿躄。又曰：因于湿，首如裹，湿热不攘，大筋緛短，小筋弛长，緛短为拘，弛长为痿。《本神篇》曰：精伤则骨痠痿厥，精时自下。

痿症大都起于阳明湿热，内蕴不清，则肺受热乘而日槁，脾受湿淫而日溢，遂成上枯下湿之候。故五六七月，每当其时也。亦有由肾水不能胜心火，上烁肺金，肺受火制，六叶皆焦，以致金燥水亏，两足痿弱，筋纵而不任地。

《内经》治痿，独取阳明，盖阳明主润宗筋，宗筋主束骨而利机关，阳明又属于带脉，而络于督脉，故阳明虚则宗筋纵，带脉不引，而足痿不用也。泻南方而补北方[①]，治痿之法，无过于此。然而天产[②]作阳，厚味

① 泻南方补北方：此语出《难经·七十五难》。南方为火，北方为水，即用泻心火补肾水之法治痿症。

② 天产：指动物，即六牲之属。

发热，病痿者，若不淡薄食味，必不能痊。

东垣取黄柏为君，黄芪等补药相佐，以痿病无寒故也。有湿热，用东垣健步丸加黄柏、黄芩、苍术。湿痰，用二陈汤加苍术、白术、黄芩、黄柏、竹沥、姜汁。血虚，用四物汤加苍术、黄柏，下补阴丸。无火症，用鹿角胶丸、金刚丸。气虚，用四君子汤加苍术、黄芩、黄柏。

按黄柏、苍术，名二妙丸，治痿圣药也。

张路玉曰：痿症之原有二，一属肾与膀胱，盖肾伤精脱，即《内经》所谓精伤则骨痠痿厥，精时自下也。用都气丸及六味、八味丸之类。若三阳为病，发寒热，下为痈肿及痿痛者，此是膀胱发病也，用五苓散。一属脾湿伤肾。《经》云：秋伤于湿，上逆而软，发为痿厥，用肾着汤加萆薢。其湿热久郁内蒸，肺金受伤者，五痿汤以调理之。

笔花氏曰：痿症亦经络之病，由于湿，更由于热，若有湿而不甚热，不过肢重肿痛耳，惟湿热太甚，则四肢筋软而弛，足不任地而痿症成。譬之弓弦，秋风起则燥而劲短，夏暑至则柔而弛长，痿症亦犹是也。东垣二妙散用苍术燥湿，黄柏清热，真属神方。凡湿热未清，则防己、苡仁、羌活、独活、寄生、花粉、龟板之属，俱可增入，其他鹿角、虎胫、苁蓉、杜仲等，虽壮筋骨，然必湿热既清，始可入药，否则，以热治热，吾未见其有当也。

痿症汤头

东垣健步丸，羌防柴滑甘，川乌花粉己，苦泻桂糊丸。

二陈汤半陈，甘草共茯苓。

四物汤治血，芎归熟地芍。

补阴丸用熟柏母，归芍虎龟陈牛琐。

鹿角胶丸鹿角霜，参苓术杜地归相，牛膝菟丝龟板共，虎胫骨炙炼丸良。

金刚丸用酒腰捣，萆杜苁蓉兔丝找。

四君子汤中和义，参术茯苓甘草比。

都气丸用地黄丸，加五味子都气全。

八味地黄丸，六味附桂添。

五苓散，本四苓，猪赤泻术加桂成。

肾着汤用附子强，甘姜苓术即此方。即痹症之甘姜苓术汤五痿汤，用四君，知柏当归麦苡仁。

头痛

《经》云：头痛巅疾，下虚上实，过在足少阴、巨阳，甚则入肾。心烦头痛，病在膈中，过在手巨阳、少阴。犯大寒内至骨髓，则脑逆，故头痛，齿亦痛，名曰厥逆。若真头痛，则脑尽痛，手足寒至节，死不治。

头痛宜分外感内伤，其外感头痛者，唯三阳、厥阴有此症。太阳痛在后，阳明痛在前，少阳痛在侧，身必寒热，脉必紧数，或咳嗽项强，散其寒邪而痛自止，如川芎、细辛、蔓荆、柴胡之类，甚者用麻黄、桂枝、紫苏、白芷、生姜、葱白皆宜。大寒犯脑，羌活附子汤。若火邪头痛，惟阳明为甚，必多内热脉洪，痛而兼胀，宜白虎汤加泽泻、木通、生地、麦冬之属。若他经之火，则芍药、花粉、芩、连、知、柏、龙胆、栀子俱可。然治火之法，不宜佐以升散为得。风火相煽，额与眉棱俱痛，选奇汤加葱豉。

其内伤头痛者，久病多有之。血虚则火动，必兼烦热、内热等症，一阴煎、玉女煎、六味地黄丸之类。气虚则沉沉倦怠，脉必微细，如理中汤、补中益气汤皆可，或以五福饮加川芎、细辛、蔓荆以升达阳气更佳。若常吐清水，食姜止痛者，中气虚寒也，六君子加当归、黄芪、木香、炮姜。若痰厥头痛，则恶心烦乱，头旋气短，如在风露中，宜半夏白术天麻汤。有伤酒头痛，则兼呕逆眩晕，用《外台》茯苓饮加煨葛根。有伤湿头痛，则头重不能举，腹隐隐作痛，宜用羌活胜湿散，外用瓜蒂散搐鼻，或清空膏亦佳。大怒则太阳作痛，先用小柴胡汤加山栀，后用六味丸降火。气血俱虚而头痛者，调中益气汤加川芎、蔓荆、细辛甚效。至若偏正头风，痛连鱼尾，如牵引之状，目不可开，眩不能抬，宜用芎辛汤加全蝎五枚。上膈有热，川芎茶调散，加片芩；若久而不愈，乃痰涎风火，郁遏经络，气血壅滞，甚则目昏紧小，二便秘涩，宜砭其血以解郁，逍遥散加葱豉。偏左加黄芩，偏右加石膏。

笔花氏曰：头痛之症，外而风邪，内而肝火、胃火、痰火、湿火、阴虚、阳虚，皆能作痛，卷中论治，已详且尽，独有偏头风，最难疗治。其症由于风邪肝火者居多，若妇女梳头及产后受病者，百药不能愈也。若督脉为病，诸药不效，宜茸朱丹。若头痛腹痛互相乘除者，脾阴虚而胃火上下也，用芎、归、芍药、黄连、木香，不效，加童便、香附、葱白。

古方治半片头痛，左合四物，右合四君固妙。更有秘方，用白芷、川芎末、黄牛脑一具，共入磁瓶酒燉，随量一醉，酒醒痛失矣。至目中生翳，白凤仙[1]一株捣烂，火酒[2]一斤浸露七夜，去渣饮之效。

头痛汤头

羌活附子汤麻防，升芷蚕芪柏草苍。

白虎汤治阳明热，知母石膏糯甘得。

选奇汤，用羌防，芩甘葱豉共生姜。

一阴煎用生熟地，丹参冬芍牛甘记。

玉女煎，用熟地，石膏麦冬知母膝。

六味地黄汤，山山熟地黄，丹苓并泽泻，八味附桂

---

① 白凤仙：即白指甲草，其花亦白色。

② 火酒：即高浓度白酒。南方俗称火酒。

相。

理中汤用参术姜，炙草还加制附刚。

补中益气芪术陈，参草升柴当归身。

五福饮用参熟地，当归白术炙草记。

六君子汤治虚痰，四君又加陈半添。

半夏白术天麻汤，黄柏黄芪泽泻苍，神曲麦芽参茯橘，汤头三味干生姜。

《外台》茯苓饮参术，橘皮生姜苓枳实。

羌活胜湿汤防风，羌独藁本蔓草芎。

瓜蒂散，赤小豆，香豉煎汤探吐奏。

清空膏，用芩连，芎防羌活共柴甘。

小柴胡汤赤芍芩，枣姜甘草夏人参。

调中益气汤，黄芪人参苍，升柴并炙草，橘红共木香。

芎辛汤，用芎辛，芽茶白芷草姜成。

川芎茶调散，白芷羌防见，荆薄香附甘，为末茶调咽。

逍遥散用柴归芍，苓泽陈甘煨姜薄。

茸朱丹，治虚火，草乌瞿麦黄柏子，辰砂共煅但取砂，加净鹿茸枣丸是。

四物汤治血，芎归熟地芍。

四君子汤中和义，参术茯苓甘草比。

心痛、胃脘痛

《经》云：邪在心则心痛，喜悲，时眩仆。又云：手少阴之脉动，则病咽干心痛，渴而欲饮。又云：实则外坚充满，按之而痛；虚则气不足，按之则气足以温之，故不痛。

丹溪曰：凡言心痛，都属胃脘，虽数日不食不死，若痛止便食，必复痛。若外受寒者当温散，内受寒者当温利。病久属郁则化热，用山栀为导，佐以姜汁、台、芎开之。若痛甚，加炮姜为从治。

景岳谓：真心痛者，必手足冷至节，爪甲青，此旦发夕死之候。其痛在膈上者，实胃脘痛，《内经》所谓当心而痛也。此症多因食、因寒、因气不顺而致。然食与寒，亦无不皆关于气，故治痛以理气为主，食滞者，兼乎消导，寒滞者，兼乎温中，平胃散、胃爱散皆宜。若气结难解者，唯神香散为妙。若停食胀痛连胸者，吐之；连腹者，下之。若因火郁及痰饮者，随症治之。

有素好热酒，致死血流于胃口作痛，脉必芤涩，饮下作呃，口中作血腥气，宜手拈散加枳、梗开提其气。虚者，四物汤加桃仁、穿山、降、桂之属煎服。有胸腹之痛，无关于内，而在筋骨皮肉之间者，此邪之在经，不可混治，当辨寒热、气血、劳伤，细加详问。

若房劳后痛极者，此阴寒也，先以葱姜捣炒熨之，再进理阴煎等补之。

此外更有虫痛者，唇红吐沫，用化虫丸。虚痛者，按之即止，即怔忡之属，用归脾汤。瘀血者，痛若锥刺而有定处，用手拈散。伏饮痛者，干呕吐涎，摇之作水声，小半夏加茯苓汤。吸风痛者，二陈加草蔻、干姜、吴萸，发热加山栀。疰痛者，触冒邪祟，面目青黯，或昏愦谵语，神术散，葱白酒、生姜汤并用。又有胃脘痈症，痛而吐脓血者，不必治而自愈。若大痛引及胁背，药不能纳者，唯探吐一法最捷，或刮痧亦效。

笔花氏曰：心痛者，胞络受病也，其症有九：一气、二血、三热、四寒、五饮、六食、七虚、八虫、九疰，若胃脘作痛，俗呼心痛。大约寒症居多，然亦有气滞、血滞及肝犯者。患此症，平日惟有常服六君子丸，终身不食生冷及闭气诸物，不论寒暑，以棉布护胸而戒嗔怒，斯无上妙方也。若痛发而用姜、桂，特治其标耳。古人食品，春用葱，秋用芥，养胃之道也。

心胃痛汤头

平胃散，用苍术、厚朴炙草陈皮合。

胃爱散，研四君，炒米芪姜肉果丁。

神香散，治气痛，丁香白蔻研末共。

手拈散研延胡索，灵脂草果及没药。

四物汤治血，芎归熟地芍。

理阴煎用炙草归，熟地干姜附肉桂。

化虫丸用芜雷榔，木香陈术曲雄黄。

归脾汤用四君远，芪归木香枣仁眼。

小半夏加茯苓汤，茯苓三两半夏姜。

二陈汤半陈，甘草与茯苓。

神术散，用苍术，防风甘草加葱白。

六君子丸治虚痰，四君又加陈半添。

胸　痹

胸痹之病，喘息咳唾，胸背痛，短气，寸脉沉迟，关脉小紧，此因阳气衰微，阴寒结聚，栝蒌薤白白酒汤主之。

胸痹不得卧，心痛彻背者，痰垢积满，循脉而溢于背也，宜用栝蒌薤白半夏汤主之。

胸痹心中痞满，气结胸痛，胁下逆抢心，此胸中实痰外溢也，宜枳实薤白桂枝汤。若素禀不足，虚痰内结，人参理中汤主之。

胸痹胸中气塞短气，《经》所谓短气不足以息者，实也。用茯苓杏仁甘草汤，以疏利肺气，或橘皮枳实生姜汤，以疏利胃气。

胸痹缓急者，薏苡附子散主之。心中痞，诸逆心悬痛，桂枝生姜枳实汤主之。心痛彻背，背痛彻心，乌头赤石脂丸主之。《千金》治胸痹达背痛，用细辛散。胸中逆气，心痛彻背，少气不食，用前胡汤。胸中幅幅如满，噎塞习习如痒，喉中涩燥唾沫，用橘皮枳实生姜汤；不应，用治中汤。

胸痹腹背闭满，上气喘息，用下气汤。胸背疼痛，用熨背散。胆经受病，亦令胸痛，小柴胡汤加枳壳；不应，本方对小陷胸一服神效。

风寒在肺，胸满痛，气喘，甘桔汤加理气散风之剂。

病人胸中似喘不喘，似呕不呕，似哕不哕，彻心中愦愦然无奈者，生姜半夏汤主之。《千金》加橘皮、吴茱萸，名通气散，以治胸满短气而噎。若饮食填塞，宜用吐法。

笔花氏曰：阳受气于胸中以布气息，今阴乘阳位，阻其阳气呼吸往来之道，则聚饮停痰，彻心愦乱矣，昔喻嘉言谓胸中阳气，如离照当空，旷然无外，设地气一上，则窒塞有加。凡胸痹症皆阳气不用，阴气在上之候也。其症微者，但通其上焦不足之阳，如薤白、白酒，或半夏、栝蒌、桂枝、枳实、厚朴、干姜、杏仁、橘皮、参、苓、术、草等，择用对症三四味，即成一方，盖以阳通阳，阴药不得予也。其症甚者，则用附子、乌头、蜀椒大辛热，以驱下焦之阴，而复上焦之阳，方合。

胸痹汤头

栝蒌薤白白酒汤，加入半夏成二方。

栝蒌薤白半夏汤。(即前方加半夏)

枳实薤白桂枝汤，厚朴栝蒌二味相。

理中汤用参术姜，炙草还加制附刚。

茯苓杏仁甘草汤，即此三味水煎良。

橘皮枳实生姜汤，即此三味治满痒。

薏苡附子散，五两一枚研。

桂枝生姜枳实汤，三味以外不用相。

乌头赤石脂成丸，蜀椒附子干姜全。

细辛散治痛彻背，甘草生姜枳实配，栝蒌白术干地黄，白茯细辛同肉桂。

前胡汤用归芍草，人参芩半竹姜枣。

下气汤童便，杏仁槟榔煎。

熨背法用芎羌活，附桂乌辛蜀椒末。

治中汤，即理中，内加青陈见中风。

生姜半夏汤，制夏姜汁相。

通气散，用陈皮，吴茱姜汁半夏宜。

小柴胡汤赤芍芩，枣姜甘草夏人参。

小陷胸汤结胸求，黄连半夏并瓜蒌。

甘桔汤，甘草共桔梗。

腹痛

《经》云：邪在脾胃，阳气不足，阴气有余，则寒中肠鸣腹痛。又云：火郁之发，民病腹中暴痛。

丹溪曰：丹心腹痛者，必用温散，此郁结不行，阻气不运，故痛也。用二陈汤加川芎、苍术，倍加山栀煎服，痛甚，加炮姜反佐之。

景岳谓无形者，痛无常处，病在气分，故或胀或止，宜顺其气而自愈；有形者痛有常所，病在血分，或为食积，故胀无休息，宜随症而攻消之。凡绵绵而痛，欲得热手按，及喜饮热汤者，寒也，理中汤加肉桂、香、砂。若时痛时止，热手按而不减，脉洪数者，热也，二陈汤加枳实、厚朴、芩、连、山栀。感暑而痛，或泻利并作，脉必虚，四味香薷饮。感湿而痛，便泄溺涩，胃苓汤。食积作痛，腹中直条扛起，膨胀嗳腐者，保和丸；便闭者，三黄枳术丸下之，下后仍痛拒按，积未尽也，再消之。虫痛者，懊侬呕水，当从虫积治之。若有瘀血，必呆痛不移，泽兰汤行之。若脾胃素虚，饮食不化而痛者，六君子加香、砂；若肝木乘脾，及血虚腹痛者，芍药甘草汤；若七情内结，心腹绞痛，时作时发，七气汤酌用。当脐作痛，为肾虚，任脉为病，用六味丸加龟板灰。凡治腹痛，以芍药枳术丸为最。

又有暑月霍乱，绞肠大痛，吐泻不得者，名干霍乱，俗名搅肠痧，急以盐汤灌而探吐之，服神香散、正气散之属，或用陈香橼煎汤服之亦佳。此症粥饮入口即死，慎之。

笔花氏曰：腹痛当辨其有定无定，喜按拒按，或常或暂，口渴与否，便可得其崖略。惟痧暑及蛔厥之痛，变生顷刻。痧则先用神香散，虫则先用花椒汤，暂缓其痛，再议进药。若气胀而痛，势亦难缓，四磨饮疏之；若痧疹腹毒者，余毒留滞肠胃也，清其热毒而痛自止。一用曲、楂、朴芽之属，则周身之火毒，随药而内陷，甚非细故。

腹痛汤头

二陈汤半陈，甘草与茯苓。

理中汤用参术姜，炙草还加制附刚。

四味香薷饮扁豆，厚朴香薷甘草凑。

胃苓汤，用五苓，再加平胃合而成。

保和丸用曲楂苓，连翘莱菔半夏陈。

三黄枳术丸，荷叶水为团，神曲陈枳术，大黄共芩连。

泽兰汤，调经脉，柏子茺牛地归芍。

六君子汤治虚痰，四君又加陈半添。

芍草[1]甘草汤，二味戊己方。

七气汤，治气结，苓苏夏朴姜煎啜。

六味丸即六味地黄汤。

芍药枳术丸白术，赤芍陈皮共枳实。

神香散，治气痛，丁香白蔻研末共。

藿香正气芷腹苓，半朴苍苏桔草陈。

---

① 草：为“药”字之误。

四磨饮，用沉香，乌药枳实与槟榔。

小　腹　痛

《经》云：金郁之发，心胁满引小腹，善暴痛，不可反侧。又曰：胞痹者，少腹膀胱，按之内痛，若沃以汤，涩于小便，上为清涕。又曰：小肠病者，小腹痛，腰脊控睾而痛。膀胱病者，小便偏肿而痛，以手按之，即欲小便而不得。

按小腹正中，为少阴任冲之分野，其傍为厥阴肝经之分野，小腹痛满，皆为内有留着，非虚气也。一属燥结大肠，大便不通，按之坚满，绕脐攻痛，小便黄赤，脉数实，宜大承气汤下之。若津枯秘结者，脉不甚旺，麻仁丸。一属热结膀胱，溺闭不通，按之满而不坚，弹之有声，烦渴引饮，宜四苓、五苓等。一属血结膀胱，其症善忘如狂，渴不能饮，小便自清，尺脉必盛，宜代抵当丸主之。

若醉饱入房，强力忍精，而致少阴与任督受伤，血结阴分者，此真阴亏损，必致小便涩数，胀满如淋，宜济生肾气丸，红酒煎服。若妇人行经之时，交合受伤，时时不净，而少腹满痛者，此冲脉伤也，十全大补汤倍加肉桂。

又有下元本虚，勉力劳役，而致蓄血，小腹满痛者，此肝经受伤，其满必见于左旁，宜调肝散。然亦有右旁偏满者，此必饱食奔驰，脾阴下溜，食积痰腻留结也。景岳用生大蒜一片，而以火酒磨木香嚼送之，以消面停之症。

笔花氏曰：小腹为厥阴所属，伤寒邪热传入，或蓄血下焦，俱宜下之。直中症小腹冷痛，则温之。若寻常小腹痛，多属癥瘕之气，聚于小肠，曰小肠气，必矢气乃快；聚于膀胱，曰膀胱气；少腹热，若沃以汤，小便涩，治此当用坠降之药，其行气皆当用核，乃能宣达病所，如橘核丸、奔豚[1]丸之属是也。大约此症，莫非疝类，亦有气血寒热之殊，特不痛引睾丸耳。

小腹痛汤头

大承气汤用芒硝，枳实大黄原朴饶。

麻仁丸内小承气，白芍蜜丸麻杏泥。

四苓散用猪赤苓，泻术加桂即五苓。

代抵当丸大黄生，归桃山甲桂玄明。

济生肾气丸，六味附桂牛车前。

十全大补八珍齐，四君四物加桂芪。

调肝散，用归芎，半夏菖蒲肉桂从，酸枣木瓜牛膝共，细辛甘草枣姜同。

橘核丸用木茴香，香附桃楂楝红良。

奔豚丸用茱桂附，楝橘茴苓荔木做。

---

① 豚：原作“腾”，据“小腹痛汤头”改。

胁　痛

《经》云：肝病者，两胁下痛引小腹，令人善怒。心病者，胸中痛，胁支满，胁下痛。又曰：肝有邪，其气流于两胁。又曰：少阳有余，病筋痹胁满。又曰：胃痛者，腹䐜胀，胃脘当心而痛，上支两胁。盖胁痛之病，本属肝胆二经，然而心、脾、肺、胃、肾与膀胱诸经有邪，气逆不解，势必延及少阳、厥阴，而为胁痛。故因焦劳忧思而得者，此心肺之所传也；饮食劳倦而得者，此脾胃之所传也；色欲内伤，水道壅闭而得者，此肾与膀胱之所传也。传至本经，则无非肝胆之病矣。独有忿怒疲劳，伤血、伤气、伤筋，及邪在半表半里者，是真肝胆之病，治宜直取本经。若传自他经者，必拔其致病之本，方能应乎。且本经病，必胁痛、耳聋、寒热、作呕者，方是少阳表症，否则，悉属内伤，不可不察。外感则宜和解，内伤则调气、消滞、行痰、降火、活血、疏郁、补阴诸法，当随症施治。

其有谓病在左者为血积，病在右者为气郁，及湿痰流注。其说亦难尽信，惟察其有形而坚硬拒按者是血积，无形而聚散不常者是气痛；若食积痰饮，亦属有形，而无非由于气滞，但得气行，则何聚不散乎。

笔花氏曰：胁痛之症，不外乎肝胆。如少阳受邪，用小柴胡汤；肝气不和，柴胡疏肝散；七情郁结，轻则逍遥散，重则化肝煎；若兼肝火、食积、痰饮、瘀血者，随症治之；若右胁痛，是肝移邪于肺，用推气散，大法左用枳壳，右用郁金，皆为的剂。亦有虚寒作痛，得热则散，手按则止者，又宜温补，不可拘执也。

胁痛汤头

小柴胡汤赤芍芩，枣姜甘草半人参。

柴胡疏肝香附芎，枳壳陈甘赤芍从。

逍遥散用柴归芍，苓术陈甘煨姜薄。

化肝煎用青陈芍，丹栀泽贝添白芥。

推气散用枳郁金，姜枣甘陈桔桂心。

腰痛

《经》云：督脉为病，脊强反折，腰痛不可以转摇。又曰：肾盛怒，则伤志，喜忘其前言，腰痛不可以俯仰屈伸。又曰：巨阳虚，则头项腰背痛。又曰：膀胱之脉，挟脊抵腰，故挟脊痛，腰似折。

盖腰者，肾之府。肾与膀胱为表里，故在经则属太阳，在脏则属肾气，而又为冲、任、督、带之要会，所以病腰痛者，多由真阴之不足，宜以培补肾气为主，即间有实邪者，不过十中之二三耳。

腰痛有五症：一曰阳虚不足，少阴肾衰；二曰风痹寒湿；三曰劳役伤肾；四曰跌坠损伤；五曰寝卧湿地。

其悠悠戚戚，痛而不已者，肾虚也；遇阴雨或久坐痛而重者，湿也；其遇寒而痛者，寒也；遇热而痛者，火也；郁怒而痛，则由气滞；忧思而痛，则由气虚；劳动即痛者，肝肾之衰也。

若风寒之在经者，其来必骤，必有寒热，脉必紧数，其痛必拘急，兼痠而多连脊背，治当解表，正柴胡饮之类，挟寒则加温散。

若湿滞在经者，或雨水湿衣，或坐卧湿地，其湿气自外而入，宜平胃散；小水不利者，胃苓汤；若风湿相兼，一身尽痛者，羌活胜湿汤。

若跌扑在筋骨，血脉凝滞而痛者，宜四物汤加桃仁、红花、牛膝、肉桂、延胡、乳、没之类，外以酒糟、葱、姜捣罨更速。

丹溪治法，肾虚腰痛，用杜仲、龟板、知母、枸杞、五味之属，猪脊髓丸服。湿热，用苍术、杜仲、黄柏、川芎。痰积，用二陈汤加南星，佐以快气药。

景岳治好饮火酒，湿热内聚，痛不可忍，脉洪溺闭，膀胱胀急者，以大分清饮加倍黄柏、龙胆而愈。

至于腰痠之症，悉属房劳，宜八味丸加补骨、杜仲。

腰软之症，则有虚有湿。虚者八味丸。其湿热袭于少阳经络，即为肾着。陈无择曰：肾着之病，体重腰冷，如带五千钱，治宜疏湿，兼温散法，肾着汤。

腰胯痛症，系寒湿流注于足少阳之经络，结滞为痛，宜渗湿汤去橘红加肉桂；若肝肾伏热，加姜汁炒黄柏，酒炒防己。

若腰胯连脚膝晓夜疼痛者，此肾虚风毒乘之也，用虎骨散加补骨脂；老人腰痛连膝者，二至丸。

笔花氏曰：腰痛有风寒，有湿热，有瘀血，有气滞，有痰饮，皆标也，肾虚其本也。凡痛而牵引腿足，脉浮弦者为风；腰冷如冰，喜熨为寒，并用独活汤；痛而身重如带钱物，如坐水中为湿，苍白二陈汤加独活；若兼腰间发热，痿软无力为湿热，恐成痿症，前方加黄柏；若瘀积，则转侧若锥刺，大便黑色，脉芤涩，泽兰汤；若气滞则走注忽刺痛，聚散不常，脉弦急，橘核丸；腰间肿，按之不痛而软者，痰也，二陈汤加白术、白芥、草薢、竹沥、姜汁之属；腰痛如脱，重按稍止而脉细弱者，虚也，六君加杜仲、续断，兼阴冷，更佐八味丸，此普明子之法也。大抵腰痛多属肾虚，挟邪者自宜先祛邪而后用补，然而补肾之中，阳虚冷痛者宜补火，阴虚髓热者宜滋水，又当详审也。

腰痛汤头

正柴胡饮防风陈，芍药姜甘六味平。

平胃散，制苍术，炙草陈皮同厚朴。

胃苓汤，用五苓，再加平胃合而成。

羌活胜湿汤防风，羌独藁本蔓草芎。

四物汤治血，芎归熟地芍。

二陈汤半陈，甘草与茯苓。

大分清饮二苓通，车泽山栀枳壳从。

八味地黄丸，六味附桂添。

肾着汤用附子强，甘姜苓术即此方。

渗湿汤，用二术，丁陈姜附甘枣茯。

虎骨散用归芎桂，龟板牛膝羌萆薢。

二至丸用附桂杜，鹿茸麋茸补骨佐。

独活汤，用羌活，柴胡细辛姜草合，参苓半夏共沙参，五味枣仁乌梅肉。

苍白二陈汤，二陈白术苍。

泽兰汤，调经脉，柏子芜牛地归芍。

橘核丸用木茴香，香附桃楂楝红良。

肩　背　痛

《经》云：肺病者，喘咳逆气，肩背痛，汗出。又曰：邪在肾，则肩背痛，是肾气上逆也。

东垣曰：肩背痛不可向顾，此手太阳气郁不行也，以风药散之；若气短者，逍遥散。若脊强，腰似折，项似拔，此足太阳经气不行也，羌活胜湿汤。风寒汗出中风，肩背痛，小便数而欠者，风热乘其肺而气郁也，消风散加枳、桔。湿热相搏，肩背沉重而痛，当归拈痛汤。若当肩背一片冷痛者，此有寒积也，近效白术附子汤。素有痰饮流注作痛者，导痰汤。有肾气不循故道，气逆挟脊而上作痛者，用沉香、肉桂、茯苓、牛膝、茴香、川椒、青盐。或观书对奕久坐而痛者，补中益气加羌活、防风。

肥人喜捶而痛快者，属痰；瘦人喜捶者，属血少气虚。大约背痛须加羌、防引经，肥人少佐附子。

笔花氏曰：肩背痛，古方用茯苓丸，谓痰饮为患也。然背痛多属于风，胸痛多属于痰气，背为诸腧所伏，风邪必从腧入，实经络之病。间有胸痛连背者，气闭其经也。亦有背痛连胸者，风鼓其气也。故治胸痛者，可理痰气；治背痛者，必祛风邪，一定之理。宜用秦艽天麻汤。挟寒者加附、桂，虚者补中益气汤和秦艽、天麻。如风痰互入经络作痛，则茯苓丸、秦艽天麻汤二方，合用可也。

肩背痛汤头

逍遥散用柴归芍，苓术陈甘煨姜薄。

羌活胜湿汤防风，羌独藁本蔓草芎。

消风散，用参苓，羌防芎藿朴甘陈。

当归拈痛汤，羌参二术姜，茵芩升葛泻，甘苦母猪防。

近效白术附子汤，再加甘草枣生姜。

导痰汤，用二陈，添来枳实与南星。

补中益气芪术陈，参草升柴当归身。

茯苓丸用半苓壳，风化硝丸姜汁曲。

秦艽天麻汤芎归，陈姜羌活草桑枝。

手　臂　痛

臂痛为风寒湿所搏，或因饮液流入，或因提挈重物，皆能致痛。有肿者，有不肿者。除痰饮症外，其余诸痛，并宜五积散、蠲痹汤选用。虚者加人参以助药力。挈重伤筋，宜和气调血，十全大补汤。痰饮流注，四肢、肩背痠疼，两臂软痛，导痰汤加木香、姜黄，或二陈汤加苍、活。

手痛一症，《经》云：手屈不伸者，其病在筋，薏苡汤；伸而不屈者，其病在骨，白术附子汤。更有手肿痛，名曰手气，或指掌连臂痛，悉属风热挟痰，蠲痹汤。

薄、桂、姜黄，能引药至手臂痛处，湿痛更效。

笔花氏曰：手臂之痛，外而风寒，内而痰湿，总以辛散逐邪为主，勿轻用补，宜与风痹治法参看。余尝煮糯米饭一升，加炒白芥子、生姜、葱头各二两，捣烂拌入，乘热作大饼贴痛处，冷则更换，较之雷火针神效百倍。惟愈后宜弃饭河中，以惜五谷，此余数年之病，得此方治，今已十年不复发矣。

手臂痛汤头

五积参苓夏，陈甘枳朴苍，麻黄归芍桂，芎芷桔干姜。

蠲痹汤用归赤芍，姜黄羌活芪草搭。

十全大补八珍齐，四君四物加桂芪。

导痰汤用半夏陈，甘草枳实与南星。

二陈汤半陈，甘草与茯苓。

薏苡汤用归芍苍，麻黄肉桂草生姜。

白术附子汤，甘草大枣姜。

腿痛、大股痛、膝痛

《经》云：身半以下者，湿中之也。又云：清湿袭虚，则病始于下，致为腿足之病。又云；足阳明实则狂颠，虚则足不收，胫枯。大抵腰、腿、脚、膝痠疼重着肿痛者，不问久近干湿，总宜除湿汤。若兼吞酸胀满者，平胃散。

腿痛之症，有由于血虚，足不任地，行则振掉，宜六味丸加巴戟、续断、杜仲、鹿茸。受湿者，两腿隐痛，或麻瘖作肿，身重，肢节疼，恶风，羌活胜湿汤。湿热者，痛自腰胯以至足胫，或上下红肿，小便赤涩，当归拈痛汤。流注者，郁痰留于腰胁，有块互换作痛，恶心头眩，宜二陈汤加羌活、白术。若阴虚则足心及胫热痛，肌体羸瘦，宜虎潜丸加肉桂。阳虚则足肿无力，补中益气汤加桂、附。

大股痛之症，喜按者，肝肾虚寒而湿气痹着也，四觔丸等；痛不可按者，败血也，川芎肉桂汤，或舒筋三圣散，酒调服；妇人产后，多有此症，宜加穿山甲、桃仁；若寒热而肿痛者，须防发痈；若有湿热者，痛处必肿，而沉重不能转侧，二妙散加羌、防、升、柴、木、草之类。

膝痛之症，《经》云：膝者筋之府，屈伸不能，行而偻俯，筋将惫矣。故膝痛皆因肝肾之虚，而风寒湿气得以袭之也。大都痛在筋者，多挟风热，则屈不伸而肿，宜二妙散加羌、防、升、柴；若阴虚则热而不肿，虎潜丸；受湿热者，沉重而痛，当归拈痛汤；受寒饮者，痛在骨而屈伸不利，活络丹，或川芎肉桂汤。

笔花氏曰：腿股之痛，受湿居多，然亦有气血之滞，亦有脾肾之虚，松枝酒、虎骨胶丸均可酌用；惟膝盖痛，则防成鹤膝，虽属阴亏，而肝热在筋，寒邪乘袭，亦能作痛，凡清热温寒去湿补肾，宜审明而活用也。

腿股膝痛汤头

除湿汤，用平胃，苓术半夏枣姜配。

平胃散，制苍术，炙草陈皮同厚朴。

六味丸即六味地黄汤。

羌活胜湿汤防风，羌独藁本蔓草芎。

当归拈痛汤，参术草羌防，茵芩升葛母，猪泻苦姜苍。

二陈汤半陈，甘草与茯苓。

虎潜丸用桂知柏，虎牛归[1]熟琐归芍。

补中益气芪术陈，参草升柴当归身。

四觔丸，虎天麻，牛附苁蓉加木瓜，若非虎骨名鹿茸，菟丝熟地杜仲加。

川芎肉桂汤两防，桃独羌柴归草苍。

舒筋三圣散，当归肉桂延胡验。

二妙散，治下湿，蜜炙黄柏加苍术。

活络丹，用乳没，南星川乌地龙末。

松枝酒用钩风藤，松节桑归菊寄生，虎骨天麻木香断，秦艽狗脊五加增。

虎骨胶丸附桂参，当归地杞杜山苓，牛膝丹皮兼泽泻，虎胶续断桑寄生。

脚　气

《经》云：蹠跛，寒、风、湿之病也。又云：太阴所致，为重胕肿。又云：伤于风者，上先受之，伤于湿者，下先受之。

按脚气之病，其初甚微，自膝至足，或麻痹冷痛，或痿弱挛急，或肿或枯细，或蒸蒸恶热，洒洒恶寒，或有物如指，发自踹[2]肠而气上冲心，是脚气之正病也。

---

① 归：疑为“龟”字之误。

② 踹：通“腨”，腿肚。

亦有寒热、头痛、腹痛，昏聩呕吐，是脚气之兼病也。此症缓者或二三月，其来渐，急者或一二日，其来速，治之若缓，恐其气上冲心，亦能杀人。

脚气无非湿滞，如无他症，而身体重着，专宜治湿，以分利为主。

古人治法，热药多，寒药少。《经》云：湿淫于内，治以苦热。故每用麻黄、川乌、桂、附、干姜之属。正以乌、附、麻黄，走而不守，故能通行经络；干姜、官桂，辛甘大热，故能助阳退阴也。然而自汗走注者为风胜，无汗挛急掣痛者为寒胜，肿满重着为湿胜，烦渴燥热为暑胜，亦宜随症分表里以施治。

若寒气壅滞入腹，喘急疼痛，上冲闷乱，危急欲绝者，宜行滞降气为主，四磨饮，或茱萸木瓜汤。若寒湿在经脉，筋骨但酸软无力，拘挛疼痛，酒浸牛膝丸。湿热下壅者，防己饮。湿热上冲者，活人犀角散。

《心悟》以肿者为湿脚气，不肿者为干脚气。湿者胫肿，水气胜也，槟榔汤、木通散、槟榔散。干者枯细，风燥症也，四物加牛膝、木瓜，万不可用补药。

足跟痛者，由肾脏阴虚，故足胫时热而痛也，六味丸加龟板、肉桂。阳虚则不能久立，八味丸。挟湿挟痰者，各随症治。

足心痛者，因肾虚湿着，命门火不归经，故足心及踝骨热疼也，肾着汤下八味丸。肥人多湿痰，久坐卧则起而痛，加二妙散。

笔花氏曰：脚气谓之壅疾，必不可补，总以利湿行气为主。有势骤者，与伤寒相似，一或冲心，危症也。其不肿而热痛，及久痛而枯细者，皆属血少风燥之症，行将痿废，不可不知，又未便利其湿矣。《金匮》用矾石汤浸足以治冲心甚妙。

脚气汤头

四磨饮，用沉香，乌药枳实与槟榔。

茱萸木瓜汤，加姜与槟榔。

酒浸牛膝丸，虎骨附椒酣。

防己饮用二术槟，通犀芎柏地甘成。

活人犀角散，苏防枳壳伴，槟沉木香冬，赤茯石膏满。

槟榔汤，共香附，木瓜五加陈草苏。

木通散，治湿脚，二苓苏槟兼桑白。

四物汤治血，芎归熟地芍。

六味地黄汤，山山熟地黄，丹苓兼泽泻，八味附桂相。

肾着汤用附子强，甘姜苓术即此方。

二妙散，治下湿，蜜炙黄柏加苍术。

槟榔散防己，归芍秦艽膝，天麻青木香，独活桑枝矣。

跋

忆自甲申岁①，先生自粤致仕②回藉。因虑家居应酬纷繁，遂卜宅于吴门之泮③。环里栽花种竹，凿池养鱼，朝夕吟咏于其间，颇得林泉之乐。

昔年在粤时，与家君为至好。畿因得从游于先生之门。始习举业，极承提命。第以畿赋性愚鲁，虽应试十余次而不获一衿。有负先生之望，深以为愧。后以岐术见示，畿欣然从之。复蒙反覆讲论，临症数年，恨未得先生奥旨；而训言具在，亦可有所适从。所著《医镜》、《临症简要》、《少怀集》，最后著《奉时旨要》，而先生已老矣。

初，先生之来吴也，两袖清风，家居日用，悉赖行医。每岁夏间往嘉禾视症，三四月可得千金，足供一年之用。盖先生之道，盛行于浙，当未遇时已有然也。

先生性端耿介，懒于世故而乐于著述。所作诗文甚富，随手散失。仅存医书四种，唯《医镜》一书，已刻粤东，其余尚未刊行。畿久欲为先生寿世利济苍生，

---

① 甲申岁：指清道光四年（1824年）。
② 致仕：辞官。
③ 卜宅于吴门之泮：卜宅：择地定居。吴门之泮：吴县近郊。吴县，即今苏州市。

而限于力之所不能，故有待于异日。

此书虽集前贤之大成，而独出已见以贯穿之，甚有便于来学，盖专为门弟子设法也。然而先生之苦心，当必传之后世，岂可一己私之乎？因欲公之同好，而以明授受之始终如此。

受业韩之畿百拜敬识

《中医经典文库》书目

一、基础篇

《内经知要》
《难经本义》
《伤寒贯珠集》
《伤寒来苏集》
《伤寒明理论》
《类证活人书》
《经方实验录》
《金匮要略心典》
《金匮方论衍义》
《温热经纬》
《温疫论》
《时病论》
《疫疹一得》
《伤寒温疫条辨》
《广温疫论》
《六因条辨》
《随息居重订霍乱论》
《濒湖脉学》
《诊家正眼》
《脉经》
《四诊抉微》
《察舌辨症新法》
《三指禅》
《脉贯》
《苍生司命》
《金匮要略广注》
《古今名医汇粹》
《医法圆通》

二、方药篇

《珍珠囊》
《珍珠囊补遗药性赋》
《本草备要》
《神农本草经》
《雷公炮炙论》
《本草纲目拾遗》
《汤液本草》
《本草经集注》
《药性赋白话解》
《药性歌括四百味》
《医方集解》
《汤头歌诀》
《济生方》
《医方考》
《世医得效方》
《串雅全书》
《肘后备急方》
《太平惠民和剂局方》
《普济本事方》
《古今名医方论》
《绛雪园古方选注》
《太医院秘藏丸散膏丹方剂》
《明清验方三百种》
《本草崇原》
《经方例释》
《经验良方全集》
《本经逢原》
《得配本草》
《鲁府禁方》
《雷公炮制药性解》
《本草新编》
《成方便读》
《药鉴》
《本草求真》
《医方选要》

三、临床篇

《脾胃论》
《血证论》
《素问玄机原病式》
《黄帝素问宣明论方》
《兰室秘藏》
《金匮翼》
《内外伤辨惑论》
《傅青主男科》
《症因脉治》
《理虚元鉴》
《医醇賸义》
《中风斠诠》
《阴证略例》
《素问病机气宜保命集》
《金匮钩玄》
《张聿青医案》
《洞天奥旨》
《外科精要》
《外科正宗》
《外科证治全生集》
《外治寿世方》
《外科选要》
《疡科心得集》
《伤科补要》
《刘涓子鬼遗方》
《外科理例》

《绛雪丹书》
《理瀹骈文》
《正体类要》
《仙授理伤续断方》
《妇人大全良方》
《济阴纲目》
《女科要旨》
《妇科玉尺》
《傅青主女科》
《陈素庵妇科补解》
《女科百问》
《女科经纶》
《小儿药证直诀》
《幼科发挥》
《幼科释谜》
《幼幼集成》
《颅囟经》
《活幼心书》
《审视瑶函》
《银海精微》
《秘传眼科龙木论》
《重楼玉钥》
《针灸大成》
《子午流注针经》
《针灸聚英》
《针灸甲乙经》
《证治针经》
《勉学堂针灸集成》
《厘正按摩要术》
《饮膳正要》
《遵生八笺》
《老老恒言》
《明医指掌》
《医学从众录》
《读医随笔》
《医灯续焰》
《急救广生集》

四、医论医话医案

《格致余论》
《临证指南医案》
《医学读书记》
《寓意草》
《医旨绪余》
《清代名医医案精华》
《局方发挥》
《医贯》
《医学源流论》
《古今医案按》
《医学真传》
《医经溯洄集》
《冷庐医话》
《西溪书屋夜话录》
《医学正传》
《三因极一病证方论》
《脉因证治》
《类证治裁》
《医碥》
《儒门事亲》
《卫生宝鉴》
《王孟英医案》
《齐氏医案》
《清代秘本医书四种》
《删补颐生微论》
《医理真传》
《王九峰医案》
《吴鞠通医案》
《柳选四家医案》

五、综合篇

《医学启源》
《医宗必读》
《医门法律》
《丹溪心法》
《秘传证治要诀及类方》
《万病回春》
《石室秘录》
《先醒斋医学广笔记》
《辨证录》
《兰台轨范》
《洁古家珍》
《此事难知》
《证治汇补》
《医林改错》
《古今医鉴》
《医学心悟》
《医学三字经》
《明医杂著》
《奉时旨要》
《医学答问》
《医学三信篇》
《医学研悦》
《医宗说约》
《不居集》
《吴中珍本医籍四种》